居民健康知识读本

JUMIN JIANKANG ZHISHI DUBEN

江西省卫生健康委员会　编著

U0586348

主　编：龚建平

副主编：朱烈滨　聂冬平

审　稿：郑海坚　卢　恬　许乐为

编　委：（以姓氏笔画为序）

万德芝　王乃博　王斐璇　毛绍菊　邓莉芳

叶正园　付　恺　刘良肇　许忠济　欧阳茜

胡　曦　胡丽莎　袁　凌　黄迅前　鲁柯柯

曾庆勇　曾　营　熊　丽　瞿　园

APTIME
时代出版
时代出版传媒股份有限公司
安徽科学技术出版社

图书在版编目（CIP）数据

居民健康知识读本 / 江西省卫生健康委员会编
著. --合肥:安徽科学技术出版社,2024. 12
ISBN 978-7-5337-9131-5

Ⅰ.R193

中国国家版本馆 CIP 数据核字第 20248Z7Q05 号

居民健康知识读本　　　　　江西省卫生健康委员会　编著

出 版 人：王筱文　选题策划：王筱文　陈　军　责任编辑：黄　轩　刘　霖
责任校对：钱湘林　责任印制：廖小青　　　　　装帧设计：曾　营　钟扬吉
出版发行：安徽科学技术出版社　　　　http://www. ahstp. net
（合肥市政务文化新区翡翠路 1118 号出版传媒广场,邮编:230071）
　　　　　电话：(0551)63533330
印　　制：江西千叶彩印有限公司　　电话:(0791)88488066
（如发现印装质量问题,影响阅读,请与印刷厂商联系调换）

开本：889×1240　1/32　　　　　印张：5　　　字数：100 千
版次：2024 年 12 月第 1 版　　　2024 年 12 月第 1 次印刷

ISBN 978-7-5337-9131-5　　　　　　　　定价：30. 00 元

前　言

　　健康是幸福生活最重要的指标,人民健康是社会主义现代化的重要标志。党的二十大擘画了以中国式现代化全面推进中华民族伟大复兴的宏伟蓝图,落实健康优先发展战略。江西省委省政府高度重视人民健康,积极落实"预防为主"的工作方针,全力推进卫生健康现代化和"四区四高地"建设,江西省人均预期寿命从2012年的74.33岁提升至2023年的78.2岁。

　　提升全民健康素养水平,是提高全民健康水平最根本、最经济、最有效的措施之一。世界卫生组织指出,当前影响健康的各类因素中,生活方式和行为因素的影响率达60%。因此,了解和掌握健康知识与技能,践行健康的生活方式,对每个人的健康意义重大。

　　为此,我们编纂了《居民健康知识读本》,旨在为广大群众提供一份科学、全面、实用的健康指南,让健康知识更好记、更好用,让此书成为家庭不可或缺的参考书。本书依托《中国公民健康素养——基本知识与技能(2024版)》,深入贯彻"预防为主"的健康理念,紧紧围绕生活日常，立足基本知识与理念、健康生活方式与行为和基本技能三方面展开编写。内容上，既涵盖合理膳食、适量运动、戒烟限酒、心理平衡这健康"四大基石"，也关注儿童、孕产妇、老年人等重点人群的健康问题和需求，还针对社会普遍关注的近视、骨质疏松、交通意外、溺水等健康与安全问题防范，一一给予专业解答。语言平实易懂，娓娓道来。针对重点内容，书中配以大量原创图片和短视频辅助理解，力争让读者阅读起来感到轻松有趣，易于接受。

我们期望，通过本书的广泛传播和深入普及，能够有效提升全民健康素养水平，激励广大居民关注健康、追求健康、保持健康，推动每个人成为自己健康的第一责任人，共创健康、和谐、美好的生活。

健康之道，贵在自我管理。愿本书成为千家万户的健康实用宝典，为您和家人的健康保驾护航。让我们携手并进，共育健康体魄，共筑美好人生。

龚建平

2024 年 11 月 18 日

目　录

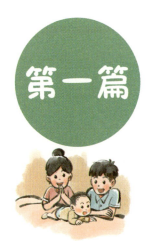

第一篇

健康启蒙
理念养成

第二篇

讲究卫生
积极防病

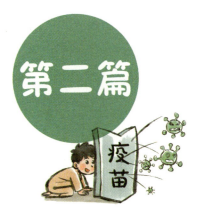

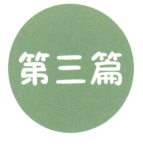

第三篇

合理膳食 戒烟限酒

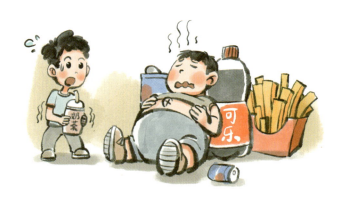

第四篇

适量运动 心理平衡

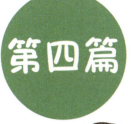

科学就医 合理用药

第五篇

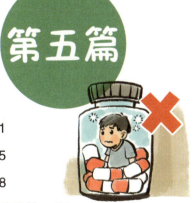

第六篇

优生优育
爱老敬老

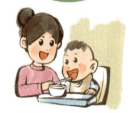

小心谨慎
防止意外

第七篇

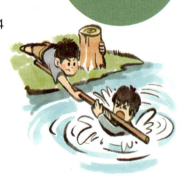

掌握技能
应急防护

第八篇

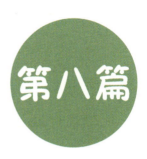

健康启蒙
理念养成

第一篇

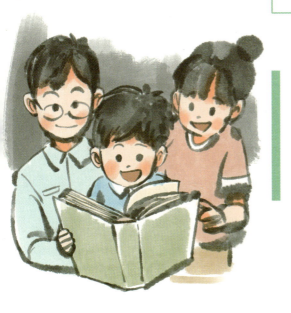

健康不仅是身体没有疾病

怎样获取可靠的健康信息

预防近视的秘诀

预防肥胖从婴儿开始

定期健康体检　明智选择项目

保健食品不是药品

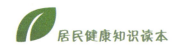

健康不仅是身体没有疾病

世界卫生组织（WHO）对健康的定义：健康不仅仅是指身体没有疾病、不虚弱，而且还指身体、心理和社会适应三方面都处于良好状态。

身体健康表现为体格健壮、各器官功能良好。

心理健康是指一种良好的心理状态，表现为能够恰当地认识、评价自己及周围的人和事，有和谐的人际关系，情绪稳定，行为有目的性，不放纵，能够应对生活中的压力，正常学习、工作和生活，对家庭和社会有所贡献。

社会适应是指通过自我调节，保持个人与环境、社会及在人际交往中的均衡与协调。个体应主动应对环境变化，积极适应不断变化的自然环境和社会环境，构建和谐的人际关系。

"预防为主"是中华民族传统的养生保健理念。当前，新发传染病和再发传染病防控形势依然严峻。2019年统计，我国因慢性病导致的死亡人数占全部死亡人数的88.5%。无论是传染病还是慢性病，主要与个人卫生习惯和生活方式有关。国内外大量实践证明：坚持预防为主，养成文明健康的生活方式，是预防传染病和慢性病的首选策略和措施，是促进健康最有效、最经济的手段。

公民的身心健康受法律保护，提高公众的健康水平，需要国家、社会和个人共同努力。每个人都有获取健康的权利，也有不损害他人健康的责任。不污染环境，不随地吐痰，不在公共场所吸烟，不危险驾驶，怀疑患有或确诊传染性疾病时做好自我管理等，都是承担健康责任、不损害他人健康的表现。

怎样获取可靠的健康信息

世界卫生组织的研究表明，在当前以慢性病为主的疾病谱背景下，影响健康的各类因素中，以生活方式和行为因素的影响最大，占比达60%。因此，每个人是自己健康的第一责任人。

健康生活方式是指个人或群体为实现全生命周期的最佳健康目标而采取的习惯化行为方式。日常生活中，要主动关注和学习健康知识与技能，改变不健康的行为，践行健康的生活方式，这对个人健康意义重大。

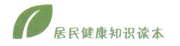

　　健康的生活方式既包括**合理膳食、适量运动、戒烟限酒、心理平衡**健康"四大基石"，也包括做好手卫生、科学佩戴口罩、保持社交距离、注重咳嗽礼仪、开窗通风、分餐公筷、垃圾分类等预防控制传染病的文明卫生习惯，还包括规律作息、劳逸结合、充足睡眠、环境整洁、绿色出行、节约环保等良好的生活习惯。

　　由国家卫生健康委印发的《中国公民健康素养——基本知识与技能》（2024年版）很好地归集了公民践行文明健康生活方式应具备的健康知识与技能。

　　当今，互联网已成为人们获取健康信息的主要渠道。人们通过手机可收到许多与健康有关的信息，但这些信息中有不少是错误的。这些错误的健康信息可能是过时的事实或研究，也可能是某些人精心设计的牟利骗局。人们获取的健康信息，不仅要有足够的科学依据，还要确实对健康有益。

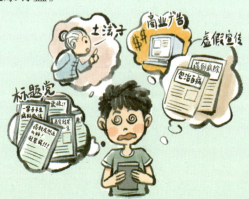

网络时代如何鉴别促进健康信息的真伪：

- 促进健康的信息应有可靠的源头，应来自世界卫生组织、政府及卫生健康行政部门、卫生健康专业机构、官方媒体等。正规媒体都会声明促进健康的信息是否出自这些官方源头。

- 提出促进健康信息的媒体，是否在其中有商业利益。对于这类信息，人们要谨慎对待，应到政府部门的网站或公众号查证有没有同样的信息。说得难以置信的信息，比如能治愈近视的信息，尤其要多方证实。

- 促进健康的信息是否为最新的，比如现在正常成人每人每天食盐的推荐摄入量已经从过去的少于6克改为5克。要正确理解健康信息，并自觉应用于日常生活。

此外，网络健康信息不能替代线下医生对患者的诊疗意见，涉及个体疾病的治疗应咨询专业医生。

预防近视的秘诀

视觉是我们最主要的感觉，是感知世界的基础，对生

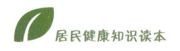

活的方方面面都非常重要。出生后，婴儿依靠视觉来辨认母亲并与她形成情感联结；两三岁时，孩子需要依靠视觉来保持平衡、学走路；到了学龄期，孩子们需要依靠视觉来走路上学、读书……

然而，眼部问题和视觉障碍的现象愈发增多，许多孩子都出现了近视。目前的医疗技术条件仍无法治愈近视。若孩子看不清远处物体时，要去正规医院验光；若被诊断为近视，要持续佩戴框架眼镜。

尽管近视与遗传有关，但青少年近视高发，主要是因为居住高楼、以车代步、过度使用电子屏幕、课业负担太重，导致户外活动时间不足。因此，不难理解国家为何强调鼓励儿童多进行户外活动。

越来越多的研究证据表明，**增加户外活动时间能防止近视的发生，或能延缓近视加深**。国家提倡幼儿园儿童每天日间户外活动3小时，保证学龄儿童每天日间户外活动2小时。

户外活动形式可多样化，以增加趣味性，有利于长期坚持，可采取体育运动、游戏、散步等相结合的方式，带孩子户外活动时，可以试一试：

● 快走、慢跑、滑旱冰（轮滑）等；

户外活动
预防近视

- 足球、篮球、羽毛球等各种球类运动；
- 跳绳；
- 在公园的锻炼器械上活动。

儿童活动强度和时间因年龄而异，父母应和孩子一起探索户外活动的乐趣，让他们的眼睛休息一下吧！当然，也要注意安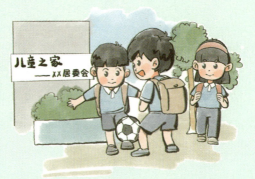全地进行身体活动，戴上护具，注意防晒，常常补水。

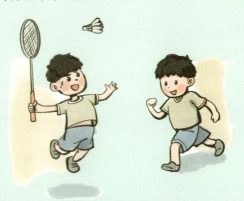

青少年预防近视，近距离用眼尤其要记住三个"20"：

近距离用眼20分钟后，需远眺20英尺（约6米），抬头远眺至少20秒。

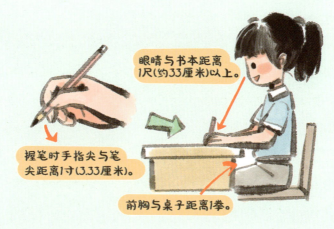

眼睛与书本距离1尺（约33厘米）以上。

握笔时手指尖与笔尖距离1寸（3.33厘米）。

前胸与桌子距离1拳。

读写姿势注意三个"1"：

- 前胸与桌子距离1拳。
- 眼睛与书本距离1尺（约33厘米）以上。
- 握笔时手指尖与笔尖距离1寸（3.33厘米）。

上午、下午各做1次眼保健操。每年进行眼健康视力筛查。视力下降或视觉异常时，应及时就医。

预防肥胖从婴儿开始

体重和健康密切相关。保持健康体重对于维护和促进健康至关重要。体重过低容易引发免疫力低下、骨质疏松、贫血等，超重和肥胖容易导致心脑血管疾病、糖尿病

和肿瘤等。

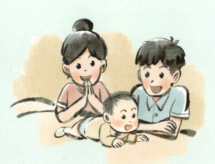

　　体重是否正常主要取决于能量摄入与消耗是否平衡，即吃动平衡。进食量大而身体活动量不足，多余的能量就会在体内以脂肪的形式储存下来，造成超重或肥胖。相反，进食量不足或身体能量消耗大，可引起体重过低或消瘦。

　　吃动平衡说起来简单，做起来难。许多因素（如电梯、汽车、电视、电脑等）会让我们无意识地减少身体活动，个人的饮食也会因为迁就家庭的饮食习惯而不得已做出改变。体重正常与否是生活方式是否健康的集中体现。

　　虽然体重减轻5%~10%就可以改善血压、血糖和胆固醇水平，但减肥不易，长期（一年以上）保持减肥成效更难。因此，做好体重管理，维持合理体重是关键。维持健康体重需要将关口前移，在婴幼儿时期就采取一系列经过科学论证的措施。现将措施罗列如下，请对照：

1. 婴儿喂养

　　● 母乳喂养。从产后1小时开始，6个月内纯母乳喂养（不添加配方奶或水），6个月后持续母乳喂养并添加适当辅食直到2岁或2岁后。母乳不足的，应补充婴儿配方奶粉。未经医生同意，请勿喂养混合谷物、果汁或其他食物的婴儿配方奶粉。

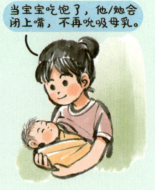

当宝宝吃饱了，他/她会闭上嘴，不再吮吸母乳。

- 婴儿不吃了就不要再喂。
- 婴儿6个月大时开始添加辅食。

2.儿童膳食营养

- 限制油脂的摄入。提供富含不饱和脂肪酸的健康油脂。避免摄入含反式脂肪酸、饱和脂肪酸的食品及油炸食品。

- 提供全谷物主食以及鸡、鸭、鱼、瘦肉和豆类。全谷物主食保留了完整谷粒所具备的胚乳、胚芽和麸皮及营养成分。

- 多吃蔬菜，特别是深绿色、橙色和深黄色蔬菜，以及土豆、红薯、芋头、南瓜等根茎瓜果类。

- 提供多种、完整的水果。尽量吃新鲜水果，如喝果汁，仅选择纯果汁。

- 饮用白开水。

- 减盐。避免薯条和椒盐卷饼等咸食，限制盐分的摄入。

● 减糖。避免或少食用浓缩的添加糖的甜食、饮料，如糖果、加糖饮料、蜂蜜和调味牛奶。

● 提供小份的、适合其年龄的食物分量。

3.身体活动

● 使用婴儿固定设备，如婴儿安全座椅、婴儿车、婴儿背带等，每次不超过1小时。

● 为孩子提供足够的室内室外游戏空间。如果天气允许，保证0~6岁儿童每天户外活动2~3次。1~2岁幼儿每天应有中等到剧烈强度的身体活动，3~6岁儿童每天至少要有60分钟的此类活动。

4.限制观看屏幕时间

● 请勿让儿童在用餐时间观看电视、电脑或手机屏幕。

目前判断体重是否正常的常用指标是体重指数（BMI）。

$BMI=体重（千克）/身高（米）^2$。

18岁及以上成年人BMI在：

● 18.5~23.9为正常；　　● 24~27.9为超重；

● ≥28为肥胖；　　● <18.5为体重过低。

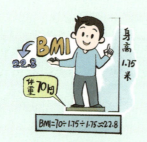

65岁以上老年人的适宜体重和BMI可略高，建议保持在20~26.9，80岁以上的高龄老年人BMI建议保持在22~26.9。腰围是评价中心型肥胖的常用指标。建议成年男性腰围不超过85厘米，成年女性不超过80厘米。

定期健康体检　明智选择项目

健康体检包括定期健康体检和职业健康检查等。定期健康体检尝试在没有症状的人群中发现疾病，通常包括基本体检项目和专项体检项目。职业健康检查是早期发现劳动者健康损害与职业禁忌证，减轻职业病危害后果的重要措施。用人单位安排从事接触职业病危害作业的劳动者进行职业健康检查是法定义务。

定期进行健康体检。了解身体健康状况，可及早发现健康问题和疾病，尽早采取干预和治疗措施。选择综合性医院的体检中心或正规的体检机构进行健康体检，根据年龄、性别、职业、健康状况和家族病史等选择体检项目和频次。

明智选择体检项目。体检项目不是越多越好，需要筛选准确、相对便宜、几乎没有风险，很少或不会引起患者不适，能改善疾病，发现异常后的干预能让人们有中高度收益的项目。值得推荐的专项体检项目见下表。

值得推荐的专项体检项目表

体检项目	适用人群
视力筛查	儿童、青少年
龋齿筛查	学龄前及学龄期儿童
肥胖症筛查	6岁及以上儿童和青少年
乙型肝炎病毒感染筛查	18~70岁成年人
丙型肝炎病毒感染筛查	18~79岁成年人
血压筛查	18岁及以上未确认高血压的成年人
宫颈癌筛查	35~64岁女性
乳腺癌筛查	35~64岁女性
糖尿病前期和2型糖尿病筛查	40岁及以上或超重/肥胖的无症状成年人
结直肠癌筛查	散发性结直肠癌高风险且无结直肠癌病史的40~74岁成年人
肺癌筛查	45岁及以上成年人
骨质疏松症筛查	45岁之前自然停经或双侧卵巢切除术后女性
腹主动脉瘤筛查	65~75岁曾吸烟的男性
妊娠期高血压筛查	孕妇
妊娠糖尿病筛查	妊娠24周及以上无症状的孕妇
围生期抑郁症筛查	围生期产妇
Rh(D)不相容性筛选	孕妇
无症状菌尿筛查	孕妇
衣原体和淋病筛查	包括孕妇在内的性活跃妇女

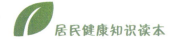

居民健康知识读本

防肠癌
这样做

　　不同地区的疾病谱、危险因素和医疗服务能力各不相同，各地体检项目具体开展情况可能与上表有所不同，具体可咨询当地体检中心。检查中若发现健康问题，应及时就医，做到早发现、早诊断、早治疗。"三早"策略，是防控癌症、高血压、糖尿病、心肌梗死、脑卒中、尿毒症、骨质疏松症等疾病的重要措施。

　　癌症的发生是全生命周期相关危险因素累积的结果，可通过采取健康生活方式有效预防。按上表主动筛查乳腺癌、宫颈癌、结直肠癌、肺癌，通常比发现癌症早期症状再去检查而确诊的时间要早。

　　出现以下症状应及时到医院就诊。身体浅表部位出现异常肿块；体表黑痣或疣等在短期内色泽加深或迅速增大；身体出现异常感觉，如哽噎感、疼痛等；皮肤或黏膜出现经久不愈的溃疡；持续性消化不良和食欲减退；大便习惯及性状改变，或大便带血；持久性声音嘶哑，干咳或痰中带血；听力异常，流鼻血，头痛；阴道异常出血，特别是接触性出血；无痛性血尿，排尿不畅；不明原因的发热、乏力、进行性体重减轻。

　　居民可前往社区卫生服务中心、乡镇卫生院、村卫生室等享受国家基本公共卫生服务提供的免费健康体检及多种健康服务，并建立居民健康档案。

保健食品不是药品

保健食品属于特殊食品，国家对保健食品等特殊食品实行严格的监督管理。保健食品声称的保健功能，应当具有科学依据，不得对人体产生急性、亚急性或慢性危害。

保健食品≠药品。 保健食品以补充膳食营养物质、改善机体健康状态或者降低疾病发生风险因素为目的，适用于特定人群食用，不以治疗疾病为目的。

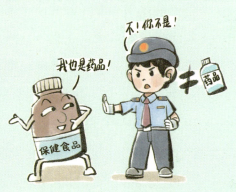

保健食品标签和说明书不得涉及疾病预防、治疗功能，应当与注册或者备案的内容相一致，须载明产品名称、注册号或备案号，原料、辅料、功效成分或者标志性成分及其含量，适宜人群、不适宜人群，保健功能，食用量及食用方法，规格、贮藏方法、保质期、注意事项，等等，并声称"本品不能替代药物"。人们如有身体不适，一定要到正规医疗机构进行检查，由医生给予明确的诊断及治疗建议。如需用药，应在医生或药师的指导下进行，

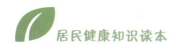

不能把保健食品当"药"吃。

购买保健食品应注意以下几点：

- 我国对保健食品实行注册备案制度。经注册备案许可的保健食品，准许使用保健食品标志。

- 消费者选购保健食品要认清、认准产品包装上的保健食品标志及保健食品注册号或备案号。保健食品的包装和标签上会有一个天蓝色的"帽子"形标志，俗称"小蓝帽""蓝帽子"，这是我国保健食品特有的标志。

- 依据保健食品的功能和适宜人群科学选用，按标签、说明书的要求食用。

- 保健食品注册或备案信息可通过国家市场监督管理总局网站查询。

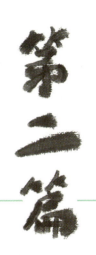

讲究卫生
积极防病

第二篇

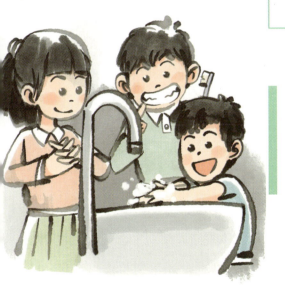

防控传染病　人人有责

日常居家卫生好习惯

积极接种疫苗

远离艾滋病、乙肝、丙肝

拒绝"老掉牙"

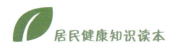

防控传染病　人人有责

　　传染病是指病原微生物感染人体后产生的，有传染性且在一定条件下可造成流行的疾病。传染病可在人与人、动物与人之间传播。**传染病的流行必须具备三个环节：传染源、传播途径和易感人群。**

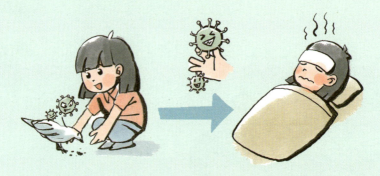

　　传染源是指携带并且能够排出病原微生物的人和动物，可以是患者、无症状感染者，也可以是被感染的动物。**易感人群**是指对某种传染病缺乏特异性免疫力的人群。**传播途径**是指病原微生物从传染源排出后进入易感人群体内所经过的途径，常见的传播途径有呼吸道传播、消化道传播、接触传播、虫媒传播、血液传播和母婴传播等。有些传染病可通过多种途径传播。

　　管理传染源、切断传播途径和保护易感人群是预防控制传染病的有效措施。根据传播方式、速度及对人类危害程度的不同，我国将法定传染病分为甲类、乙类和丙类，实行分类管理。

　　每个人都要主动学习传染病防控知识，一旦怀疑自己被感染，要做好个人防护，及时就医。根据防控要求，配合做好相关流行病学调查、隔离、疫苗接种和治疗等工作。出境时，要了解目的地传染病的流行情况，做好预防措施，非必要不前往疫情严重的国家和地区；入境时，如果所在国家或地区出现传染病流行，要主动报备。单位和个人违反《中华人民共和国传染病防治法》规定，导致传染病传播、流行，给他人人身、财产造成损害的，应当依法承担民事责任。

　　许多疾病可通过动物传播给人，如炭疽、狂犬病、禽流感、布鲁菌病、棘球蚴病（包虫病）、绦虫病、囊虫病、血吸虫病等。预防动物源性疾病的传播，要做到：

● 不与病畜、病禽接触；

● 接触禽畜后，要将手洗干净；

- 不加工、不食用病死、死因不明或未经卫生检疫合格的禽畜肉；

- 不吃生的或未煮熟、煮透的禽畜肉和水产品；

- 不猎捕、不买卖、不食用野生动物，且食用野生动物违反相关法律法规；

- 任何单位和个人发现禽畜类出现发病急、传播迅速、死亡率高等异常情况，应及时向当地农业农村畜牧兽医主管部门或动物疫病预防控制机构报告。

蚊子、苍蝇、老鼠、蟑螂等病媒生物能直接或间接传播多种疾病，可引起人群感染，导致疾病的传播和流行，造成受感染人群发病甚至死亡。

蚊子可传播疟疾、乙脑、登革热、寨卡病毒病等疾病。防蚊的关键是保持环境卫生，消除蚊子孳生地。蚊幼虫生活在水中，因此要清理环境中的各类积水，对无法清理的积水可定

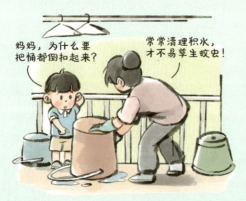

妈妈，为什么要把桶都倒扣起来？

常常清理积水，才不易孳生蚊虫！

期投放杀虫剂。根据情况优先选用纱门、纱窗、蚊帐，其次是蚊香、杀虫剂、驱避剂等防蚊灭蚊用品，防止蚊子叮咬，预防蚊传疾病。

苍蝇可传播霍乱、痢疾、伤寒等消化道疾病。搞好环境卫生，管理好垃圾、粪便、污物，消除苍蝇孳生地，可有效控制苍蝇的数量。不乱丢垃圾、生活垃圾袋装化，不随地大小便、处理好宠物粪便等，可有效减少苍蝇孳生。安装纱门、纱窗、防蝇门帘等防蝇设施，切断其侵入途径。保管好食物，防止苍蝇叮爬。优先使用苍蝇拍、灭蝇灯、粘蝇纸（带、绳）等物理方法灭蝇。

老鼠可传播鼠疫、流行性出血热、钩端螺旋体病等多种疾病。要保持环境卫生，减少老鼠的藏身之地；可安装防鼠门、防鼠网、封堵孔洞等。同时，保管好食物，减少老鼠对食物的污染。杀灭老鼠可以使用鼠夹、鼠笼、粘鼠板等捕鼠工具，还可使用安全、高效的药物灭鼠。要注意灭鼠药的保管和使用方法，防止人畜中毒。

蟑螂可携带痢疾、伤寒等多种病原菌，其排泄物与尸体中的蛋白质可诱发过敏性鼻炎和哮喘。蟑螂多生活在温暖、潮湿、食物丰富的环境中，保持室内干燥、清洁，可以减少蟑螂的孳生。要将食物密闭存放，餐具及时冲洗干净，炉灶保持清洁，及时清理餐厨垃圾。可以使用杀蟑毒饵等药物或粘蟑纸杀灭蟑螂。

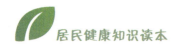

　　我国农村地区大部分的传染病是由厕所粪便污染和饮水不卫生引起的。厕所卫生能有效地减少病原体，控制蚊蝇滋生。卫生厕所要求对粪便进行无害化处理，厕屋应完整，有墙、有顶、有门、可通风，厕屋清洁、无臭，粪池无渗漏、无粪便暴露、无蝇蛆。适时清除处理粪污，使其达到无害化要求，或使其通过下水管道进入污水处理系统处理后，达到排放要求。同时，应注意管理好禽畜粪便，经常清扫，对粪便进行无害化处理。

日常居家卫生好习惯

　　一名幼童突然发热、呕吐，送医检查后发现孩子感染了肝吸虫。原因竟是家里的菜板、刀具生熟不分，菜板、刀具既处理了生鱼，又切了熟食。良好的卫生习惯，不仅是预防传染病的基础，也是预防一些传染病相关癌症或慢性病的基础，比如经口密切接触传播感染的EB病毒可导致鼻咽癌。

　　日常要勤洗手、勤洗澡、勤换衣、常通风。不仅饭前便后要洗手，洗手时机还包括：接触食物前、玩游戏前

掌心相对，
相互揉搓。

手心对手背，
沿指缝相互
揉搓。

掌心相对，
双手交叉，
沿指缝相互
揉搓。

半握拳，把
指背放在另
一手掌心旋
转揉搓。

一手握另一
手大拇指旋
转揉搓。

指尖合拢在
另一手掌心
旋转揉搓。

螺旋式
擦洗手腕。

后、擤鼻涕后、外出回家后等。洗手时要使用流动水和肥皂或洗手液，每次揉搓20秒以上，确保手心、手指、手背、指缝、指甲缝、手腕等均被清洗干净。不方便洗手，且手看起来还干净时，可使用免洗手消毒剂（含75%医用酒精）进行手部清洁。每人用自己的刷牙杯、毛巾、脸盆。每天早、中、晚开窗通风，每次不少于15分钟。

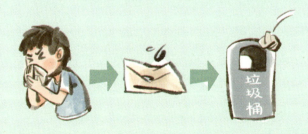

保持社交礼仪。不随地吐痰，咳嗽或打喷嚏时用纸巾或肘部遮挡口鼻。吐痰时应用纸巾包裹痰液后，扔进垃圾

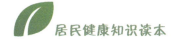
桶。呼吸道传染病高发期间，前往人员密集场所、就医时可佩戴医用外科口罩。戴口罩应洁双手、辨正反、严密合、适时换。打喷嚏或咳嗽时不需要摘下口罩。

做到生熟分开。生食是指制作食品的原料，如肉、鱼、蛋、蔬菜等；熟食则是经过烹饪可以直接食用的食物。加工、储存食物时，务必确保生熟分开，避免交叉污染。切过生食的刀不能再直接切熟食，盛放过生食的容器不能再直接盛放熟食。处理熟食前要洗手。冰箱储存也要生熟分开，熟食加盖储存。

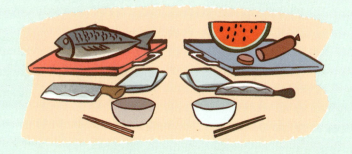

不生吃或半生吃肉类、蛋类和水产品。四季豆、黄花菜等蔬菜要烧熟、煮透后再吃，避免引起中毒。剩菜剩饭及从冰箱里取出的食物要彻底加热后再食用。生的蔬菜、水果可能沾染致病菌、寄生虫卵、有毒有害化学物质，生吃前要洗净。碗筷盘勺等餐具应定期煮沸消毒。

正规渠道购买并合理储存食品。购买食品要选择正规渠道，注意查看食品标签和保质期。不要食用过期食品。

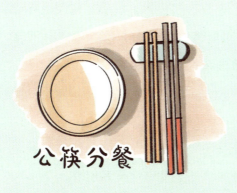

公筷分餐

肉类、禽类、海鲜等食品在冷冻前最好分成小份，独立包装，避免反复冻融。

使用公筷、公勺，或分餐。这样既可保证饮食安全，预防传染病，还有利于控制进餐量，实现合理膳食。

科学消毒。合理选择消毒产品，严格遵循产品说明书使用，避免过度消毒。

积极接种疫苗

疫苗是指为了预防、控制疾病的发生、流行，用于人体免疫接种的预防性生物制品。

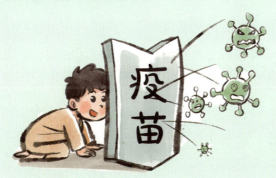

疫苗

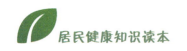

接种疫苗不仅能够保护个体健康，还能阻断传染病的传播和流行，是预防和控制传染病最有效、最经济的措施。同时，接种疫苗还能保护我们周围的人。

1.疫苗的分类

从是否自愿接种的角度，《中华人民共和国疫苗管理法》将疫苗分为免疫规划疫苗和非免疫规划疫苗。

● 免疫规划疫苗是指居民应当按照政府规定接种的疫苗，包括：

（1）国家免疫规划疫苗，现阶段包括：乙肝疫苗、卡介苗、脊灰灭活疫苗、脊灰减毒活疫苗、百白破疫苗、白破疫苗、麻腮风疫苗、乙脑减毒活疫苗、乙脑灭活疫苗、A群流脑多糖疫苗、A群C群流脑多糖疫苗、甲肝减毒活疫苗、甲肝灭活疫苗等。

（2）省、自治区、直辖市人民政府在执行国家免疫规划时增加的疫苗，即上述各地根据本行政区域疾病预防和控制需要增加的免疫规划疫苗种类。

（3）县级以上人民政府或者其卫生健康主管部门组织的应急接种或者群体性预防接种所使用的疫苗。

● 非免疫规划疫苗是指由居民自愿接种的其他疫苗。

注意：是否免费不是两类疫苗的区分标准。

谁需要接种疫苗?

- 居住在中国境内的居民，依法享有接种免疫规划疫苗的权利，履行接种免疫规划疫苗的义务。

- 监护人应当依法保证适龄儿童接种免疫规划疫苗。国家对儿童实行预防接种证制度。

- 在儿童出生1个月内，其监护人应当到儿童居住地承担预防接种工作的接种单位或者出生医院为其办理预防接种证。

- 儿童入托、入学时，托幼机构、学校应当查验预防接种证。

- 居民可前往就近的接种单位接种疫苗。常见的接种单位包括社区卫生服务中心、卫生院、医院等，具体可咨询或查阅当地卫生健康或疾病预防控制部门发布的最新信息。

2.接种疫苗的注意事项

● 接种疫苗后，是不是就不会得传染病了？

不是。接种疫苗是预防和控制传染病最经济、最有效的手段，但成功率并不是100%，多数疫苗的保护率>80%。受种者个体的特殊原因，如免疫应答能力低下等，可导致接种后免疫失败。

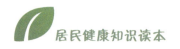

● **什么情况下不适合接种疫苗?**

当个体存在影响免疫系统的慢性病或正在接受治疗（如化疗）、对疫苗成分有严重和危及生命的过敏反应、患了重病或有高热等症状时不应接种疫苗，或者不应立即接种疫苗。

● **疫苗接种有副作用吗?**

像任何药物一样，疫苗可能会引起轻微的副作用，如低热、注射部位疼痛或发红，一般会在几天内自行消失。严重或持久的副作用极其罕见。

● **两种疫苗是否可以同时接种?**

两种免疫规划疫苗可以同时接种，而两种非免疫规划疫苗可否同时接种需寻找最新科学依据。

如需同时接种两种疫苗，应在不同部位接种，并严格按照免疫程序要求进行接种。两种注射减毒活疫苗如未同时接种，应间隔≥4周再接种。

远离艾滋病、乙肝、丙肝

艾滋病病毒、乙肝病毒和丙肝病毒主要通过血液、性接触和母婴途径传播。

血液传播是指含有病毒的血液经破损的皮肤、黏膜暴露而传播，或含有病毒的血液通过输血或者血液制品而传播。与感染者共用针头和针具、输入感染者的血液或血成分、移植感染者的组织或器官可造成传播，与感染者共用剃须刀和牙刷、文身设备和针刺也可能引起传播。

性传播是指异性或同性无防护性行为引起的传播。

母婴传播是指感染病毒的母亲经胎盘或分娩时将病毒传染给胎儿，也可以通过哺乳传染给婴儿。

以下途径不会传播艾滋病、乙肝、丙肝：

● 空气、水或食物；

● 日常工作和生活中与艾滋病、乙肝和丙肝患者的一般接触；

● 使用马桶圈、电话机、餐饮具、卧具、游泳池或公共浴池等公共设施；

● 礼节性接吻、拥抱，以及咳嗽、蚊虫叮咬等方式。

艾滋病、乙肝、丙肝的预防措施：

● 树立文明健康的生活理念。主动了解艾滋病、乙肝、丙肝防治知识和相关政策，抵制卖淫嫖娼、聚

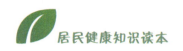
众淫乱、吸食毒品等违法犯罪行为，提倡负责任和安全的性行为。

- 正确使用安全套。可显著降低感染艾滋病、乙肝和大多数性传播疾病的风险；发生高危行为后，要主动进行检测。

- 避免共用针头或任何用于注射毒品、穿刺或文身的设备。

- 积极规范检查和治疗。如患有性病，要到正规医院积极接受规范的检查和治疗。得知自己感染艾滋病、乙肝或其他性传播疾病后，应主动告知性伴侣或配偶，并采取预防措施。

拒绝"老掉牙"

随着年龄的增长，牙齿就一定会自然脱落吗？并非如此。世界卫生组织曾提出"8020"目标，即在人们80岁的时候还能拥有20颗以上可以健康使用的牙齿。"老掉牙"的说法其实不准确，掉牙并非衰老的必然结果，而是长期忽视口腔健康、未能给予牙齿足够保护的累积效应所致。维护一口健康的牙齿，其重要性不容忽视，因为口腔疾病和很多全身性疾病息息相关。

水平颤动
拂刷法

牙齿会不会掉，和年龄大小没有必然的联系，保持良好的口腔卫生习惯，定期做口腔检查，健康的牙齿就可以伴随终身。

1.常见口腔问题

常见口腔问题包括牙周病、龋病、牙齿敏感症、楔状缺损（由于长期使用硬毛大头牙刷横刷，牙颈部结构薄弱，耐磨损力降低，会引起疼痛、牙齿折断）等。其中，牙周病是中老年人牙齿缺失的主要原因。牙周病影响牙齿周围和支撑牙齿的组织，该病特点为出血或牙龈肿胀（牙龈炎）、疼痛，有时会出现口臭。较严重时，牙龈会与牙齿和牙槽骨脱离，导致牙齿松动，有时会脱落。

口腔疾病通常最终会造成牙齿脱落，牙齿脱落的主要原因是晚期龋齿和严重的牙周病。

2.常用口腔清洁方法

要彻底清洁牙齿，注意刷牙方法。每天至少刷牙两次，晚上睡前刷牙更重要。坚持做到早晚刷牙，饭后漱口。用含氟牙膏刷牙，推荐成年人使用**水平颤动拂刷法**刷牙，具体操作如下：

● 先将刷毛放于后牙牙齿与牙龈交接处，与牙齿表面大约呈45°角。轻微加压，前后颤动5~6次左右，然后

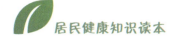 
将牙刷向牙面转动，上下拂刷。每次颤动刷，刷2~3颗牙，刷牙范围应有所重叠。

● 刷上前牙舌面时，将刷毛竖放在牙面上，自上而下来回刷。刷下前牙舌面时，自下而上来回刷。

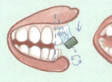   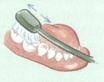

● 刷牙齿咬合面时，刷毛垂直于咬合面，稍用力有序地作前后短距离来回刷。

儿童可以使用圆弧法刷牙。具体操作如下：

● 将上下牙咬上，将牙刷轻轻放在左上后牙的外侧面牙龈与牙齿交界的地方，向下画圈，至下颌牙齿与牙龈交界的位置，不断画圈向前刷牙。用同样的方法刷完所有后牙外侧。

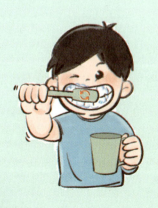

● 前牙外侧面：下前牙要前伸至上下牙齿相对，继续用圆弧刷牙法刷牙。

● 后牙内侧面：大张口，牙刷放在牙齿内侧面，短距离前后往复震颤1~2 mm，依次至前牙，上下左右的后牙都要刷。

● 前牙内侧面：将牙刷竖起使后部刷毛接触牙龈边缘，上下往复震颤数次，从左向右依次进行。

注意事项：

（1）除要掌握刷牙技巧外，也要选用合适的牙刷和牙膏。儿童最好选用儿童专用牙膏和牙刷。

（2）牙齿之间的间隙称为牙缝隙，牙缝隙最容易滞留细菌和软垢。刷牙时，牙刷刷毛不能完全伸及牙缝隙，提倡使用牙线或牙缝刷辅助清洁牙缝隙。每天刷牙后使用牙线或牙缝刷清洁牙缝隙，可以较好地清洁牙齿。

（3）如戴活动假牙，应在每次饭后取出刷洗干净。餐后、吃零食后、喝饮料后要及时漱口，清除口腔内食物残渣。

（4）不与他人共用牙刷和刷牙杯，牙刷要保持清洁，一般每3个月更换一次，出现刷毛卷曲应立即更换。

3.定期口腔检查

建议成年人每年进行一次口腔检查。牙齿缺失3个月后，及时进行义齿（假牙）修复。

口腔清洁要从孩子出生做起。家长应及时带适龄儿童到医疗机构做窝沟封闭。学龄前儿童每6个月

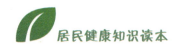

接受一次口腔健康检查，发现口腔问题及时治疗。

　　许多口腔疾病如龋齿、牙周病等，初期都没有明显症状。定期口腔检查，能及时发现口腔疾病，早期治疗。医生还会根据情况需要，采取适当的预防措施，预防口腔疾病的发生和控制口腔疾病的发展。

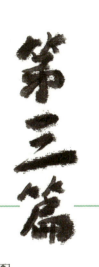

合理膳食
戒烟限酒

第三篇

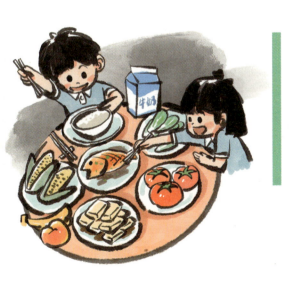

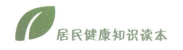
膳食多样　合理搭配

　　平衡膳食模式是根据营养科学原理、我国居民膳食营养素参考摄入量及科学研究成果而设计，指一段时间内，膳食组成中的食物种类和比例可以最大限度地满足不同年龄、不同能量水平的健康人群对营养和健康的需求。

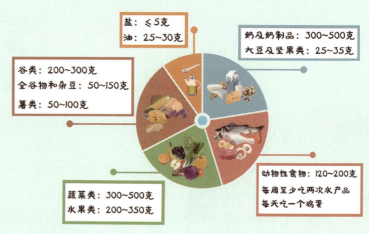

盐：≤5克
油：25~30克

奶及奶制品：300~500克
大豆及坚果类：25~35克

谷类：200~300克
全谷物和杂豆：50~150克
薯类：50~100克

蔬菜类：300~500克
水果类：200~350克

动物性食物：120~200克
每周至少吃两次水产品
每天吃一个鸡蛋

平均每天摄入12种以上食物，每周25种以上

　　食物可以分为谷薯类、蔬菜水果类、畜禽鱼奶蛋类、大豆和坚果类以及烹调用油盐五类。多种食物组成的膳食才能满足人体对各种营养素的需求。建议平均每天摄入12种以上食物，每周摄入25种以上。

可按下表实现一日三餐的食物"多样"性。

食物类别	平均每天种类数	每周至少种类数
谷类、薯类、杂豆类	3	5
蔬菜、水果类	4	10
鱼、蛋、禽肉、畜肉类	3	5
奶、大豆、坚果类	2	5
合计	12	25

注：没有包括油和调味品。

家庭烹饪如何做到食物多样化？

● **做小分量的菜**。这样可增加食物种类，尤其孩子可以吃到更多品种的食物，营养素来源更丰富。

● **同类食物互换**。如早上面条、中午米饭，第二天可换成小米粥、杂粮馒头等。土豆、红薯、山药可互换，鸡、鸭、鱼、牛肉可互换，牛奶可与酸奶互换。

● **粗细、荤素搭配**。如大米与糙米、小米、玉米等搭配，肉类与蔬菜、豆制品、菌菇类搭配。利用食物丰富多彩的颜色进行搭配，也能实现食物多样化。

三餐规律，饮食有度：

偏食、挑食会导致某些营养素摄入不足，容易引起营养不良，甚至导致疾病。日常生活中要做到膳食平衡，食物多样，三餐规律，饮食有度。早餐提供的能量应占全天总能量的 25%~30%，午餐占 30%~40%，晚餐占 30%~35%。

挑食、偏食是儿童喂养过程中最常见但又最难确认的一种饮食行为习惯，有时挑食、偏食是儿童自身需要的一种保护性行为，他们可能感到某种食物吃了不舒服，不一定是有消化系统疾病。孩子是否因挑食导致摄入食物量不足，可通过体格生长速度来评估。

儿童喂养时要固定进餐规则。从小养成定时吃饭的习惯，一般 2 岁左右的幼儿应独立进食，允许儿童有选择食物的自由，吃饭时长不宜超过 25 分钟；家长不宜逗儿童进食，或任其边吃边玩，不宜强迫儿童进食，要让儿童感觉进食是身体需要，而不是与家长讨价还价。

少盐少油少糖有妙招

健康生活方式的重点是"三减三健"：

"三减"指减盐、减油、减糖；

"三健"指健康口腔、健康体重、健康骨骼。

1. 正常成人每天盐摄入量不超过5克

长期摄入盐过多会增加患高血压、脑卒中、胃癌等疾病的风险，减盐妙招包括：

● 少吃咸菜，多食蔬果。少吃榨菜、腌菜、咸菜、腐乳和酱制品等高盐食品。

● 少吃熟食，多吃新鲜食物。熟食肉类或午餐肉、香肠含盐量高，建议选择新鲜的肉类、海鲜和蛋类。

● 逐渐减少钠盐摄入。减盐需要循序渐进，用定量盐勺控制用盐量，味觉对咸味的需求会随着时间的推移逐渐降低。少放5%~10%的盐并不会影响菜肴的口味，可逐周减少，纠正过咸口味，可以使用醋、柠檬汁、香料、姜等调味，提高菜肴鲜味。

● 外出就餐选择低盐菜品。尽可能减少外出就餐，主动要求餐馆少放盐，尽量选低盐菜品。

● 选低盐调味品。建议选择低钠盐、低盐酱油，减少味精、鸡精、豆瓣酱、沙拉酱和调料包的用量。

● 警惕隐形盐。一些方便食品和零食虽然尝起来不咸，但其实都含有较多的盐，建议少食用"藏盐"的加工类食品，如话梅、薯片、火腿肠、凤爪、面包等。

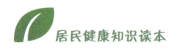

2.成年人每天烹调油摄入量25~30克

油是人体必需脂肪酸和维生素 E 的重要来源，有助于脂溶性维生素的吸收利用，但摄入过多会导致肥胖，增加糖尿病、高血压、血脂异常、动脉粥样硬化和冠心病等慢性病的发病风险，减油妙招包括：

● 学会使用控油壶。把全家每天或几天应食用的烹调油倒入带刻度的控油壶，炒菜用油只从控油壶中取用。坚持家庭定量用油，控制总量。

● 使用蒸、煮、炖、焖、拌等无油、少油的烹饪方法。少吃油炸食品，如炸鸡、炸薯条、油条、油饼等。

● 经常更换食用油品种。多种植物油交替使用。

● 限制反式脂肪酸摄入。少吃含"部分氢化植物油""起酥油""植脂末""人造奶油"的预包装食品，其中含有的对身体有害的反式脂肪酸，可增加心血管疾病风险。

● 不喝菜汤。烹饪菜品时，一部分油脂会留在菜汤里，建议不要喝菜汤、不食用汤泡饭。

● 关注食品营养成分表。学会阅读营养成分表，购买食品时，选择含油脂低、不含反式脂肪酸的食物。

3.成年人每天添加糖摄入量少于25克

添加糖摄入过多会增加患龋齿、超重肥胖的风险，减

控制摄入
含糖饮料

糖妙招包括：

● 不喝或少喝含糖饮料，不可用饮料代替白水。

● 婴幼儿食品无须添加糖。幼儿以喝白开水为主，制作辅食时，也应避免人为添加糖。切勿给1岁以下的婴儿食用蜂蜜，这可能会导致肉毒杆菌中毒。

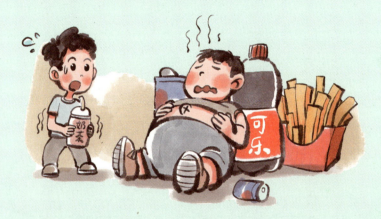

● 减少食用高糖类包装食品。建议减少饼干、冰激凌、巧克力、糖果、糕点、蜜饯、果酱等在加工过程添加糖的包装食品的摄入频率。

● 烹饪过程少加糖。家庭烹饪过程少放糖，尝试用辣椒、大蒜、醋和胡椒等为食物提味以取代糖，减少味蕾对甜味的关注。在外就餐时，尽量少选择糖醋排骨、鱼香肉丝、拔丝地瓜、甜汤等含糖较多的菜品。

41

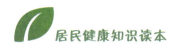

日日食用奶豆坚果

奶类是一种营养成分齐全、组成比例适宜、易消化吸收、营养价值高的天然食品，富含优质蛋白质、钙、镁、钾、锌、硒及维生素 B_2 等营养素。奶类中蛋白质所含的必需氨基酸比例符合人体需要，其中的磷酸钙易于消化吸收，是膳食钙质的良好来源。此外，奶类中的乳铁蛋白、免疫球蛋白等活性物质，具有改善肠道健康、增强机体免疫力等功效。

> 建议每天饮纯牛奶300克或相当量（一般以钙含量计算）的奶制品。

高脂血症和超重肥胖者宜选择低脂奶、脱脂奶及其制品。乳糖不耐受人群可选择酸奶、低盐奶酪或其他低乳糖产品，可少量多次、从30毫升开始尝试，在早晚餐时与其他食物一起食用，逐周增加。

大豆含丰富的优质蛋白质、不饱和脂肪酸、钙、钾、维生素 E 和膳食纤维等营养素，且含有磷脂、大豆异黄酮、植物固醇等多种益于健康的成分。适当多吃大豆及其制品可以增加优质蛋白质的摄入量，也可防止过多消费肉类带来的不利影响，可降低女性绝经后骨质疏松症、乳腺癌等的发病风险。

建议每天摄入15~25克大豆或相当量的豆制品。

坚果含有较多的不饱和脂肪酸、维生素E等营养素，但属于高能量食物，适量摄入有助于降低血脂水平。推荐平均每天摄入10克左右，首选无盐或低盐原味坚果。

1.如何做到多吃奶类和大豆？

● 选择多种奶制品。与液态奶相比，酸奶、奶酪、奶粉具有不同风味，可以适量品尝，增加饮食多样性。

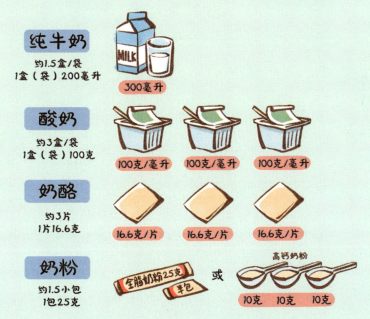

纯牛奶
约1.5盒/袋
1盒（袋）200毫升
300毫升

酸奶
约3盒/袋
1盒（袋）100克
100克/毫升　100克/毫升　100克/毫升

奶酪
约3片
1片16.6克
16.6克/片　16.6克/片　16.6克/片

奶粉
约1.5小包
1包25克
全脂奶粉25克 半包　或　高钙奶粉
10克　10克　10克

相当于300毫升液态奶的乳制品（按钙含量）

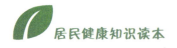

● 选择大豆及其制品，换着花样经常吃。每周可用豆浆、豆腐、豆腐干、豆腐丝等制品轮换食用，既能变换口味，又能满足营养需求。

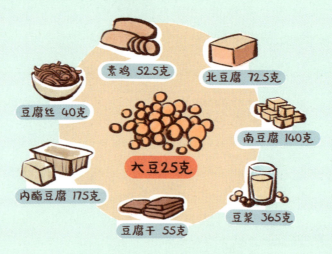

素鸡 52.5克

北豆腐 72.5克

豆腐丝 40克

南豆腐 140克

大豆25克

内酯豆腐 175克

豆浆 365克

豆腐干 55克

豆类食物互换图（按蛋白质含量）

2. 如何健康地吃坚果？

既然坚果的好处这么多，那我们是不是要尽量多吃呢？当然不是，吃坚果要注意以下三点：

● 少吃加工过的坚果。添加糖、盐或裹淀粉油炸等加工过的坚果更好吃，好吃就容易过量，不仅摄入更多的脂肪，同时也会摄入更多的糖和盐，反而对健康不利。

● 适量吃，不要吃太多。

● 首选原味坚果。可选择小袋装混合坚果，既有多种类坚果，也方便控量。大盒坚果开封后，应注意密封储存，防潮防氧化。

足量饮用白开水

1.白水是最好的水分来源

白水是指经过滤净化处理后的直饮水、经煮沸的白开水、桶装水以及包装饮用纯净水、天然矿泉水、天然泉水等各种类型饮用水。

> 饮水最好选择白水或茶水，不喝或少喝含糖饮料，不用饮料代替白水。不宜大量饮用浓茶和咖啡，不建议12岁及以下儿童饮用含咖啡因的饮品。

含糖饮料的主要成分是水和添加糖，营养价值低。过多摄入含糖饮料可增加2型糖尿病等发病风险。应少喝或不喝含糖饮料，家里不储存含糖饮料；日常生活中，不把饮料当作水分的重要来源。

2.足量饮水

水是机体健康的基本保障。在温和的气候条件下，低

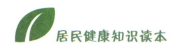

身体活动水平的成年男性每日饮水量为1700毫升，女性为1500毫升。从事重体力活动者或在高温下劳动者，应适当增加饮水量。

要主动饮水，少量多次，出现口渴已经是身体明显缺水的信号，不要等口渴了再喝水。可早、晚各饮1杯水，其他时间里每1~2小时喝一杯水。饮水的适宜温度在10~40℃。不宜大量饮用浓茶和咖啡。

学会看标签选健康食品

食品标签是书写、印制或附加在食品外包装上的标牌及其他说明物。食品标签上标有配料（表）、净含量、适用人群和食用方法、营养成分表、营养声称、营养成分功能声称等表现食品营养特征的信息。

配料（表）是了解食品的主要原料、鉴别食品组成的最重要途径，按照"用料量递减"原则，依序列出食品原料、辅料等的名称及含量。

右图是某品牌牛奶的食品标签，包含了配料表、保质期、贮存条件和营养成分表等内容。

营养成分表是标示食品中能量和营养成分的名称、含量及其占营养素参考值（NRV）百分比的规范性表格，说明每 100 克/100 毫升食品提供的能量以及蛋白质、脂肪等营养成分的含量值及其占营养素参考值（NRV）的百分

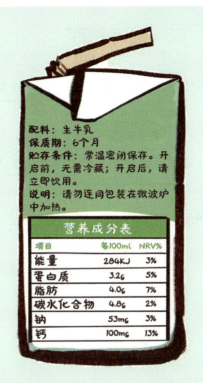

配料：生牛乳
保质期：6个月
贮存条件：常温密闭保存。开启前，无需冷藏；开启后，请立即饮用。
说明：请勿连同包装在微波炉中加热。

营养成分表

项目	每100ml	NRV%
能量	284KJ	3%
蛋白质	3.2g	5%
脂肪	4.0g	7%
碳水化合物	4.8g	2%
钠	53mg	3%
钙	100mg	13%

比。其中能量及蛋白质、脂肪、碳水化合物、钠四种核心营养素是强制标示的内容。

营养声称是对食物营养特性的描述和声明，包括含量声称和比较声称。如果食品中某营养素达到了一定限制性条件，预包装食品就要标出某营养素来源或含有、高或富含、低含、无或不含的含量声称，如高钙、低脂、无糖等；或者与同类食品相比的优势特点，比如增加了膳食纤维，或减少了盐用量等。

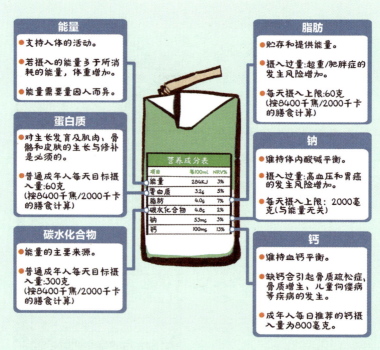

食品标签中的"高膳食纤维饼干"是营养声称。"膳食纤维有助于维持正常的肠道功能"是营养成分功能声称。

购买预包装食品时，通过阅读食品标签和营养成分表，可了解各种食物原料组成、能量和核心营养成分及含量，宜选择健康食品，慎选高盐、高油、高糖食品。

阅读营养标签的两个简易步骤

一、看食物参考量

能量和营养素数值可用不同的食物参考量来表述，例如每100克、每100毫升、每份。我们需要留意，通过换算即可明白其真正含义。

● 每 100 克或每100毫升是标示能量及营养素数值的常用方法。固体食物通常用每100克，液体食物常用每100毫升。

营养成分表		
项目	每份	营养素参考值 (NRV%)
能量	487千焦（KJ）	6%
蛋白质	1.4克（g）	3%
脂肪	6.5克（g）	11%
碳水化合物	14.8克（g）	6%
钠	20毫克（mg）	1%

● 每份定量食物的能量及营养素含量，每份的量由制造商明确，在营养标签上要有具体的说明。

二、看能量和营养素含量以及食物参考量

营养成分表中列出了能量及四种核心营养素（蛋白质、脂肪、碳水化合物、钠）的数值。

● 能量。阅读营养标签时，一般先查看能量值。食物的能量值采用千焦作为标示单位。能量值表示进食该食物参考量后，可以获取多少能量。我国成年人（18~49岁）低身体活动水平者能量需要量，男性约为9400kJ，女性约为7500kJ。然后便可查看四种指定标示营养素的含量。

● 蛋白质、脂肪和碳水化合物。世界卫生组织建议健康成年人每千克体重每日蛋白质摄入量为0.8克，碳水化合物每日摄入量应主要来自全谷物、蔬菜、水果和豆类（2岁及以上），成年人（≥20岁）每日总脂肪摄入量限制

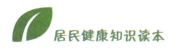

在总能量摄入的30%或以下。

● 钠。钠的每天摄入量不超过2000毫克。低钠膳食是较健康的。2000毫克钠相当于5克盐。

● 其他营养素。除了必须标识能量和核心营养素外，营养标签可能还有其他营养素的数据。应该根据个人膳食的需要，确保摄取足够营养素（如膳食纤维、矿物质和维生素），避免过量摄取某些营养素（如胆固醇）。一个普通成年人对下列营养素的每天摄取量为：膳食纤维≥25克，钙≥800毫克，胆固醇≤300毫克。

阅读营养标签有助于比较不同食物的营养成分，选择较健康（如低脂、低钠、低糖）的食物，并可得知从所吃食物摄取到多少能量和营养素。

选择食物时，对于需要限制摄取的营养素（例如脂肪、钠和糖），应选择营养素参考值百分比偏低的食品；对于健康有益的营养素（如膳食纤维），则应选择营养素参考值百分比偏高的食品。

预包装食物只占整体膳食的一部分。要吃得健康，应遵从健康饮食原则，即保持饮食均衡，并按"三低一高"（低脂、低钠、低糖及高膳食纤维）的原则履行。

烟瘾是疾病　戒断寻帮助

　　我国吸烟人数超 3 亿，约 7.4 亿不吸烟者遭受二手烟的危害，每年死于吸烟相关疾病的人数超 100 万。烟草烟雾中至少含有 70 种致癌物。吸烟及二手烟暴露均严重危害健康，即使吸入少量烟草烟雾也会对人体造成危害。

1.吸烟与被动吸烟有害健康

　　吸烟可导致多种恶性肿瘤、冠心病、脑卒中、慢阻肺、糖尿病、白内障、勃起功能障碍、骨质疏松症等疾病。现在吸烟者中，将来会有一半人因吸烟而提早死亡。二手烟暴露可导致冠心病、肺癌、脑卒中和慢阻肺等疾病。烟草烟雾中的有害物质可以通过胎盘进入胎儿体内，影响胎儿发育。孕妇暴露于二手烟环境可导致婴儿出生体重降低、唇腭裂等出生缺陷，早产，流产以及婴儿猝死综合征等。儿童暴露于二手烟环

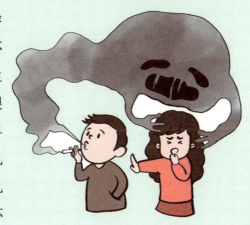

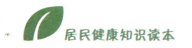

境可增加发生支气管哮喘、急性中耳炎、呼吸道疾病等的风险。

2.不存在无害的烟草制品

只要吸烟就会有害健康。吸烟者在吸低焦油卷烟的过程中存在吸烟补偿行为，会加大吸入烟草烟雾量和增加吸卷烟支数等。中草药卷烟与普通卷烟一样会对健康造成危害。电子烟会增加心血管疾病和肺部疾病的发病风险，影响胎儿发育。大多数电子烟使用者同时使用卷烟或其他烟草制品，两种或多种产品导致的危害可能会叠加，使用电子烟会对青少年的身心健康和成长造成不良后果，会诱导青少年使用卷烟。

烟草制品中的尼古丁可导致烟草依赖（又称尼古丁依赖），烟草依赖是一种慢性成瘾性疾病，且具有高复发的特点。

3.寻求专业戒烟帮助

戒烟越早越好，任何年龄戒烟均可获益。戒烟可以显著降低吸烟者肺癌、冠心病、慢阻肺等多种疾病的发病风险和患者死亡风险，并可延缓疾病的进展和改善预后。减少吸烟量并不能降低其发病和死亡风险。吸烟者应积极戒烟，只要有戒烟的意愿并掌握一定的戒烟技巧，都能做到彻底戒烟。

2012年卫生部发布的《中国吸烟危害健康报告》指出：戒烟10年后，戒烟者肺癌发病风险降至持续吸烟者的30%~50%；戒烟1年后，戒烟者发生冠心病的风险大约降低50%；戒烟15年后，戒烟者发生冠心病的风险将降至与从不吸烟者相同的水平。

吸烟者在戒烟过程中可能出现不适症状，可寻求专业戒烟服务，包括医疗卫生机构的戒烟门诊、戒烟网站或小程序、戒烟热线12320等，有条件的地区可在社区寻求戒烟帮助。

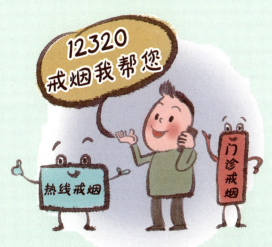

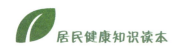

滴酒不沾好　微量亦伤身

　　酒，看似简单的饮品，在社会交往中扮演着复杂而微妙的角色，特别是在男性群体中更为显著。酒的主要成分包括乙醇（酒精）和水，除此之外，它几乎不含任何营养成分，但其在人体代谢过程中的产热效率仅次于脂肪，1克酒精能提供7千卡热量。

　　WHO提示，饮酒不会带来任何健康收益，饮酒的安全值为0，最佳选择是不喝酒。

1. 生理危害

　　无论饮酒量多少，肝脏都必须承担代谢酒精的重任。在这个过程中，会产生损害肝脏以及其他器官的有害的代谢物，酒后脸红是酒精有害代谢物积累的征兆。由于早期的器官损伤往往不易被察觉，许多人误以为适量饮酒不会对健康构成威胁。长期大量饮酒不仅会导致食欲减退和食物摄入量减少，还可能引发多种营养素缺乏、急慢性酒精中毒、酒精性脂肪肝、酒精性肝硬化、高血压、心力衰竭、脑卒中等严重健康问题。青少年饮酒的健康风险也不容小觑。大脑在青春期时持续发育，直至20岁之后才达到成熟。在这一关键的发育阶段，酒精的摄入可能会干扰神经细胞的正常发展，损害认知功能和学习能力。人类早期的饮酒行为可能会导致大脑对酒精的敏感性增加，在成年后更容易形成不健康的饮酒习惯。

2.精神危害

长期饮酒可能会造成记忆力衰退、认知障碍症、抑郁症、焦虑症、酒精上瘾或依赖等情况的出现。如果出现无法克制的对酒的渴望，不喝酒就会感到身体、心理上的不舒服，甚至出现幻觉、妄想等精神症状，这是酒精依赖症的表现，需要到综合医院的精神科或精神专科医院就诊。

3.社会危害

酒精会降低人的自制力，增加造成意外、自残、家庭暴力、疏忽照顾儿童和虐儿、旷课和旷工及因进行不安全性行为而导致的意外怀孕、性病以及艾滋病的发生风险。

4.错误认识

许多人误以为酒精是助眠的良方，因此常常不加节制地饮用。然而，他们可能没有意识到酒精虽能暂时带来睡意，却会导致睡眠质量下降。

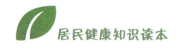
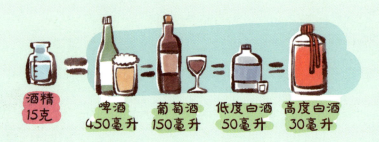

酒精
15克

啤酒
450毫升

葡萄酒
150毫升

低度白酒
50毫升

高度白酒
30毫升

　　成人酒精限制摄入量为15克。儿童、青少年、孕妇、哺乳期妇女、患有慢性疾病的人群、正在服用可能与酒精相互作用药物的患者、有精神病史的人、有酒精或药物依赖史的个体，以及需要驾驶车辆或操作机械等特定职业的人群，应完全避免饮酒。

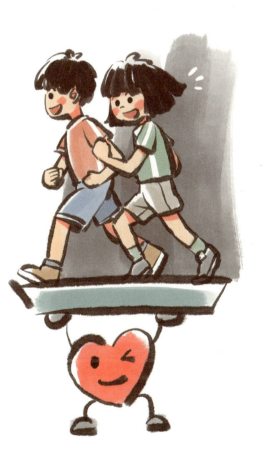

适量运动
心理平衡

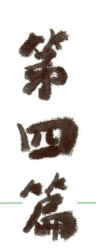

第四篇

运动到位　效果才好

动则有益　坚持有方

睡眠健康是身心健康的基石

自我调节　外部援助

正确认识焦虑和抑郁

不可忽视的产后抑郁

正面管教　受益终身

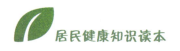

运动到位　效果才好

身体活动是指由于骨骼肌收缩产生的机体能量消耗增加的活动，包括任何能使身体动起来的活动。运动时，心跳、呼吸加快，循环血量增加，代谢和产热加速，这些反应是产生健康效益的生理基础。适量身体活动有益健康。

1.适量身体活动有益健康

运动的短期益处包括提高睡眠质量、缓解焦虑情绪、降低血压。长期益处则包括：降低罹患痴呆症、抑郁症、心脏病、中风、2型糖尿病和癌症的风险；有助于控制体重，改善骨骼健康；可增强平衡与协调能力；增强免疫功能；帮助老年人长期独立生活；帮助慢性病患者延缓病情进展、减少并发症、提高生存质量。

健康成年人每周需要进行150~300分钟的中等强度或75~150分钟的高强度有氧运动，或者是中等强度和高强度运动的等效组合，加上2~3次抗阻运动。

2.通过心率估算运动强度

运动时通过自己监测或监测仪设备监测心率来衡量运

动强度。**最大心率（次/分）=220-年龄（岁），运动时心率达到最大心率的55%~80%，身体活动水平则达到了中等强度**；运动时心率达到最大心率的85%及以上，身体活动水平则达到了高强度。

运动强度与是否出汗无关，也无需冬练三九、夏练三伏。许多家务活动中的心率达不到中等强度运动对心率的要求，不能高估了自己的运动量。

3.选择合适运动

运动分为有氧运动和无氧运动两类。大部分运动项目既可以是有氧运动也可以是无氧运动，既可锻炼心肺功能，也可强化肌肉、骨骼。

无氧运动，是指全速、全力、短时间爆发或反复性的剧烈运动，如全速30米反复冲刺跑、全力举重、快速跳绳、健美运动等高强度间歇训练。

有氧运动（也称耐力训练、心肺训练），是指以躯干、四肢等大肌肉群参与为主的、有节律、时间较长、能够维持在一个稳定状态的身体活动。进行中等强度的有氧运动会使呼吸更急促、心率加快、流汗，如快步走、在平地或少有山丘的路面上骑自行车、游泳等。进行高强度有氧运动后呼吸急促，心率高于中等强度运动，如慢跑、快速骑行或在山上骑行、打篮球等。

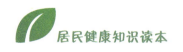

初学者跑步姿势

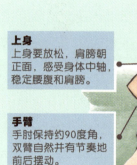

上身
上身要放松，肩膀朝正面，感受身体中轴，稳定腰腹和肩膀。

手臂
手肘保持约90度角，双臂自然并有节奏地前后摆动。

视线
注视前方50-60米（不宜抬高下巴）以免导致身体僵直或反挺。

呼吸
初学者宜放松并自然呼吸，进阶者则可以配合脚步的频率以稳定的节奏呼吸。

下肢
双腿跟随手臂的摆动节奏，步伐保持自然。

脚掌
整个脚掌着地，利用地面对足底的反弹力经足腰推动身体前进。

　　抗阻运动（又称肌肉强化运动、肌肉力量训练），是指肌肉为了对抗阻力所进行的主动运动，能够刺激肌肉生长、增强肌肉力量、提升肌肉耐力，锻炼身体的所有主要肌肉群，如腿部、臀部、背部、胸部、腹部、肩膀和手臂。常见的运动形式有引体向上、俯卧撑、平板支撑、哑铃交替弯举、弹力带拉伸等。

4.科学适量运动

　　运动能力主要取决于心肺功能。因此，运动强度与时间长度要循序渐进，同时，要掌握正确的运动方式，最大程度地减少身体伤害，如正确的跑步姿势，能使跑步并不比走路更伤害膝关节。

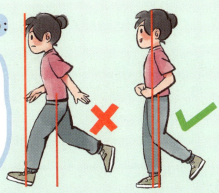

中等强度跑步姿势为：

最好在有点弹性的平地跑，膝微曲、步幅小、离地少、前脚掌或整个脚掌着地，用步频快慢控制心率。

65岁以上老年人和慢性病患者根据自身健康状况，进行必要的健康检查和身体评估，明确运动绝对禁忌证和相对禁忌证，进行适宜的身体活动，强化运动前准备活动和运动后的整理拉伸。运动中应根据身体状况，适时调整运动强度和运动量。身体条件允许的人，可进行改善平衡能力的活动。平衡运动有助于防止跌倒，降低骨折等受伤的风险，包括倒着走、单腿站立、打太极拳等。加强锻炼背部、腹部和腿部肌肉也可以改善平衡能力。

动则有益　坚持有方

养成健康的生活习惯，坚持运动不可或缺。然而，我国经常参加体育锻炼的人数占比仍不高。我们需要激发并保持运动的动力，才能迈向健康生活。

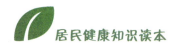

1.明确运动动机

知晓运动的长期益处是保持动力的关键，如运动释放内啡肽让人感到更快乐、帮助睡眠、降低患慢性病风险、强健肌肉骨骼、缓解疼痛等。

明确运动动机后应将动机转换为合理目标，建议目标必须明确具体，切实可行，有时间限制，例如将减肥目标细化为"在接下来的3个月里，将平均步数从每天6000步增加到7000步"，这样更容易实现并保持动力。

对刚开始运动的人来说，不要急于追求复杂的健身课程。从易上手又容易持续的运动开始，如散步、骑自行车、深蹲等，再逐渐尝试其他活动，这样可以更好地适应并享受运动过程。同时要认识到除专门的运动时间外，其实步行上下班等日常活动也是一种运动。因此，要肯定自己每天的健身成果，正面心态将有助于积极锻炼并坚持下去。

2.循序渐进运动

在运动过程中，会存在各种情况导致偏离计划，要认识到运动是一个渐进的可调整的过程。如果无法坚持每周运动五天的计划，那么减少到三天也可以。同时，身体需要休息来修复运动中积累的损伤，盲目保持运动不可取，适当的休息对于保持运动同样重要。

3.主动寻求支持

在培养新的日常运动习惯和尝试新的运动方式时，寻求外部的帮助和支持很有效，这些帮助包括但不限于朋友、专业健身教练和医疗专业人士等。

● 邀请朋友一同参与健身计划，增强运动的乐趣和动力。相互激励，共同面对挑战，更容易坚持并达到各自的健身目标。

● 专业健身教练可以根据个人身体状况、目标和需求，量身制订一个合适的运动计划，在运动过程中还能提供指导和建议，确保运动是有效且安全的。

● 医疗专业人士可根据个人健康状况给出运动指导意见。

睡眠健康是身心健康的基石

任何生命活动都有其内在节律性。生活规律对健康十分重要，工作、学习、娱乐、休息、睡眠都要按作息规律进行，睡眠是身心健康的基石。首先，睡眠有助于大脑正常工作，帮助学习和记忆。良好的睡眠有助于集中注意力、做出正确决定和发挥创造力。其次，睡眠有

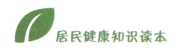

助于提高免疫力，降低患心脏病、高血压、肥胖症和中风等疾病的风险。

1.高质量睡眠

充足的睡眠时长是高质量睡眠的基础。睡眠时长存在个体差异，成年人一般每天需要7~8小时睡眠时间，高中生要8小时，初中生要9小时，小学生应达到10小时。高质量睡眠不只是睡眠时长的延长，还包括：应尽量减少夜间醒来的频率，以保持睡眠的连续性和深度；规律作息，即每天在相同的时间入睡和起床；醒来时应感到精神焕发、头脑清晰，这是衡量睡眠质量的直观标准。建议晚上11点前上床休息，尽量避免晚上不睡早晨不起、平时熬夜周末补觉等不良作息。

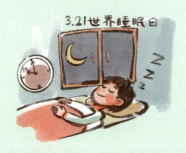
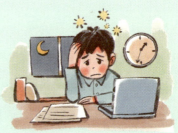

2.正念放松，开启优质睡眠

正念睡眠强调在睡前进行正念活动，将注意力维持在当下身体的感受上，使身心放松，有助于防止因睡前刷手机等带来即时快感的"睡前沉浸式活动"造成的睡眠拖延问题。具体可尝试：

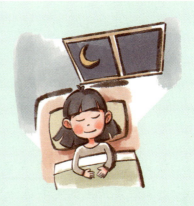

● **对你的设备说晚安。** 入睡意味着消除干扰，而智能手机可能是干扰的罪魁祸首，眼睛中的视神经细胞只要受到蓝光刺激8分钟，就会让身体持续兴奋超过1小时，因此，建议睡前至少1小时停止使用这些设备。

● **自然入睡，避免强迫与压力。** 强迫自己进入睡眠状态可能会产生不利影响，并加剧压力感。通过正念练习和拥抱当下，睡眠通常会自然而然地到来。

● **尝试身体扫描。** 身体扫描是有效的正念睡眠。首先注意身体和呼吸的感觉。当你的注意力徘徊时，看看是否能注意到这一点，并集中思想。当我们允许自己与周围融合时，身体自然会休息，就能悄然进入睡眠。

自我调节　外部援助

心理健康是一种精神上的幸福状态，它使人们能够应

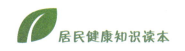

对生活压力，发挥自身所能，更好地学习和工作，对社会做出贡献。每个人一生中都会遇到各种心理健康问题，包括在遭受应激或挫折（危机事件）时产生的心理危机。

一名年轻人站在一座全世界自杀事件最多的大桥上，准备跳河。一位在这里救下过200多人的巡警，接到报警后立刻赶来劝住了年轻人。在之后的一个半小时里，巡警在那里一直听年轻人讲述自己的抑郁和绝望。最终，那天夜里，这个年轻人决定再给自己一次机会。后来巡警问这个年轻人："是什么让你回来，再给自己一次机会？"年轻人回答说："因为你听了。"

像这名年轻人一样，很多时候，一过性的焦虑或抑郁可通过情感交流、自我调节、心理援助予以缓解和消除。维护心理健康是一个涉及自我调节、积极生活态度和外部支持的全面过程，一方面可以自我放松，对情绪和行为做好自我管理，另一方面应积极向外进行情感交流和寻求专业心理援助，以更好地应对生活中的挑战。

促进心理健康的有效策略包括：
- 保持乐观、开放和宽容的心态，设定现实可达的目标。

- 调整对社会和他人的期望，建立和谐的人际关系。
- 培养健康的生活习惯和丰富的兴趣爱好。
- 积极参与社会活动。切忌将焦虑和抑郁视为难以启齿的隐私，不必因为这些情绪问题而回避社交活动。

正确认识焦虑和抑郁

情绪，是人类对各种认知对象的内心感受或态度，是人们对工作、学习、生活环境以及他人行为的情感体验。情绪分为积极情绪和消极情绪。积极情绪又称正面情绪，主要表现为爱、愉悦、满足、自豪等，使人感到有信心、有希望、充满活力。消极情绪又称负面情绪，主要表现为焦虑、抑郁、痛苦、恐惧、紧张等。应正确认识并管理负面情绪，过度的消极情绪会对人的身心健康造成不良影响，严重时可能发展为焦虑症和抑郁症等。

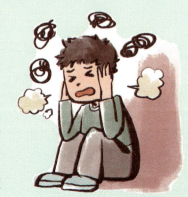

1.认识焦虑

焦虑是人体处于不确定

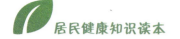

抑郁了
怎么办

情境时的一种正常的负面情绪反应，是与生俱来的生存本能，具有适应性和效能性，即适度的焦虑能提高效率。但是，突然或经常莫名其妙地感到紧张、害怕、恐惧，常伴有明显的心慌、出汗、头晕、口干、呼吸急促等躯体症状，严重时有濒死感、失控感，如频繁发生，就有可能患了焦虑症。焦虑症很难控制，会给患者带来极大的痛苦，如果不及时治疗，可能会持续很长时间，影响日常活动，损害患者的家庭、社交、学习或工作生活。

下列措施可以有效控制焦虑症状：

- 避免或减少饮酒，不使用非法药物，因为这些药物会加重焦虑；
- 经常锻炼身体，哪怕只是散散步；
- 尽可能保持规律的饮食和睡眠习惯，注重饮食健康；
- 学习放松技巧，如缓慢呼吸和渐进式肌肉放松，养成正念冥想的习惯，哪怕只是每天几分钟。

2. 认识抑郁

抑郁是一种短暂的、遇到具体事件后的不愉快、烦闷体验，包括悲伤、苦恼、沮丧。如果

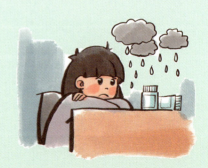

这种状态持续，出现心情压抑、愉悦感缺乏、兴趣丧失，伴有精力下降、食欲下降、睡眠障碍、自我评价下降、对未来感到悲观失望等表现，甚至有自伤、自杀的念头或行为，持续存在2周以上，就有可能患了抑郁症。

抑郁症是一种疾病，并不是矫情、脆弱、闲得发慌、没事找事。抑郁情绪和抑郁症是两回事，抑郁情绪只会短时间持续，正常人情绪低落之后仍能满怀希望继续生活。而抑郁症患者总体上会在较长时间内情绪一直低落，难以自拔，会影响生活的方方面面。

抑郁症可能发生在任何人身上，经历过虐待、严重损失或其他压力事件的人更容易患抑郁症，女性比男性更易患病。

下列措施可有效控制抑郁症状：
- 试着继续做以前喜欢的事；
- 与朋友和家人保持联系；
- 定期锻炼，哪怕只是散散步；
- 尽可能坚持规律的饮食和睡眠习惯；
- 避免饮酒或减少饮酒量，不使用违禁药物；
- 向信任的人倾诉感受；

● 向医护人员寻求帮助；

● 如果你有自杀的念头，记住你并不孤单，很多人都经历过你所经历的事情并受到了帮助。

　　焦虑和抑郁并非永久性的、无法治愈的。因此，面对可能的心理行为问题或精神疾病，不要觉得难为情和耻辱，应采取积极的态度，在家人陪伴和监护下及时到专业医疗机构咨询、治疗，由医生用专业量表测量，不要轻信网络上缺乏科学依据的焦虑和抑郁评估方法。确诊后，应立即开始规范治疗，按照医嘱全程、不间断、按时按量服药。通过规范治疗，多数患者病情可以得到有效控制，达到临床痊愈。切忌因为错误认为药物具有依赖性而拒绝接受药物治疗而延误治疗的宝贵时机。

　　值得重视的是，积极参加体育运动是维护心理健康的重要途径。运动可使负面情绪得以合理地宣泄、释放，增强面对挫折和困难的能力，中等强度有氧运动的效果尤为显著。

　　焦虑和抑郁不只是简单的情绪问题，而且是所有人都可能面临的心理疾病信号，需要专业的评估和治疗。我们要学会正确认识自己的情绪问题。

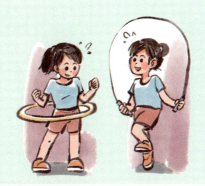

需要心理咨询可拨打：

- 全国卫生健康热线：12320；
- 全国青少年心理咨询热线：12355；
- 全国妇女儿童心理咨询热线：12338；
- 江西省社会心理服务热线：0791-966525。

不可忽视的产后抑郁

　　产后抑郁症发生在产后最初几周或数月，表现为极度悲伤及对日常活动失去兴趣，出现频繁、无法控制的哭泣，易怒和愤怒等严重的情绪改变，会持续数周或数月并干扰日常活动。

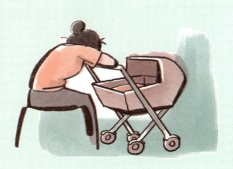

1.以下情况可能导致或增加产后抑郁风险

● 妊娠前或妊娠过程中发生的抑郁症及抑郁情绪。

● 服用口服避孕药。

● 近亲患有抑郁症（家族史）。

● 压力（如关系压力、经济困难或没有育儿伴侣），缺乏伴侣或家庭成员的支持。

● 妊娠相关问题（如早产或出生缺陷婴儿）。

● 对当前妊娠的复杂心理（如女方考虑终止妊娠）。

● 存在与哺乳有关的问题。

● 产后和睡眠不足后激素水平突然下降（如雌激素、黄体酮和甲状腺激素水平下降）。

2.产后抑郁的预防措施

● 尽量多休息，和婴儿一起打盹。

● 不承担过多的家务劳动。

● 请求家庭其他成员或者朋友帮助。

● 学会倾诉自己的情绪（向丈夫、家人或朋友）。

● 每天沐浴、更衣。

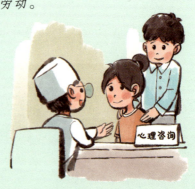

- 经常外出，如和朋友聚会或者散步。
- 和伴侣单独相处。
- 与其他妈妈谈论共同的经历和感受。
- 加入对患有抑郁症的女性提供支持的团体。
- 认识到疲劳、注意力不集中和对作为母亲的怀疑在新妈妈中很正常，这些影响通常会过去。

如果怀疑自己患有产后抑郁症，不要觉得难为情或耻辱，要主动就医。

正面管教　受益终身

每个孩子和父母都是独一无二的。父母应与孩子建立安全、稳定的亲子关系，帮助孩子健康成长。

1.正确认识和了解孩子

建立合理的教育期望，理性看待孩子的成长。

- 幼儿是积极主动的学习者，具有独立的思想、意识和行为。家长应尊重幼儿兴趣、需要与独特的学习方式，

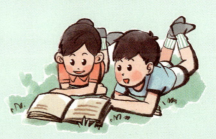

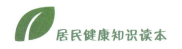
支持和引导幼儿主动学习探究。

● 幼儿在游戏中学习、探索、发现、想象和创造。家长应积极接纳并支持孩子自由自在地游戏。

● 幼儿在交往中成长，获得有益的生活经验，不断认识自己、了解他人。家长应鼓励、支持幼儿主动与人交往，学习必要的交往技能。

2.给予家庭关爱

家庭是孩子的第一个课堂，父母是孩子的第一任教师。家庭对孩子的影响从一出生就开始了，并伴随孩子终身。家庭中形成的早期经验对孩子的情绪、情感、性格、行为、智力及价值观等方面有深刻的影响。家长的身教重于言教。

● 培养良好的生活卫生习惯。尽量让孩子做些力所能及的事，不过度保护和包办代替。

● 提供适宜的玩具图书及相对独立的空间。

● 保持家庭和睦，做好有效陪伴。父母的作用任何人都取代不了。多亲吻拥抱孩子，经常和孩子一起游戏、聊天，让他们感受到父母的关爱。

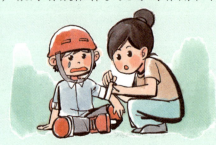

3. 走进大自然

大自然为孩子学习和探索提供了广阔的空间。亲近大自然可以激起孩子的好奇心，强健体魄、愉悦心灵。经常带孩子接触大自然，感受阳光雨露、山川河流的美好，见识自然界生命的神奇与丰富，体验人与自然和谐相处的美妙。

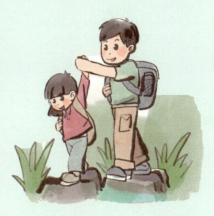

4. 体验社会生活

良好的亲子关系、同伴关系和师生关系能让幼儿感到安全可靠，使之乐于交往，充满自信。

● 经常带孩子参加亲朋好友聚会和一些适合孩子的社会活动，鼓励孩子结交玩伴，接触不同的人和事。

● 孩子通过日常生活或游戏，体验规则的必要性，逐步调整自己的需要和行为，遵守规则。

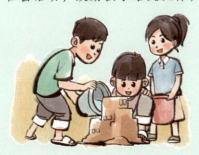

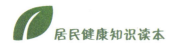

5.关注孩子的学习过程

幼儿的学习是在游戏和日常生活中进行的，孩子会形成属于自己的学习方式和节奏。

● 家长应该关注孩子：是否获得了丰富的生活感受和体验；是否有独立的思考和经验积累；能否用已有经验分析解决新问题；是否产生学习兴趣并养成良好的习惯。

● 家长不应该：缺乏平常心；互相攀比；对孩子期望过高；不尊重孩子的兴趣和爱好；按照自己的意愿强迫孩子学习各种技能。

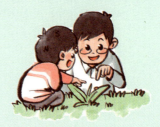

"世界上没有两片相同的叶子，也没有两个完全相同的人。"每个孩子都有自己的特点和优势，家长要善于发现和了解孩子的独特性，充分理解并尊重孩子的个体差异，用孩子的优势带动其他方面发展，让每一个孩子都能享有快乐的童年。

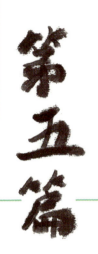

科学就医
合理用药

第五篇

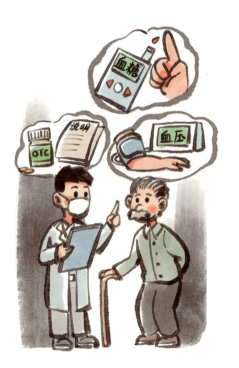

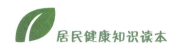

及时就医　遵医用药

生病后要及时就医，早诊断、早治疗，避免延误治疗的最佳时机，这样既可以减少疾病危害，还可以节约看病的花费。

要选择有"医疗机构许可证"的医疗机构就医。就医时携带既往病历及各项检查资料，如实向医生陈述病情、药物过敏史及正在服用的药物等，配合医生治疗，遵从医嘱，按时、按量、按疗程用药。按照医生的要求调配饮食、确定活动量、改变不健康的生活方式。

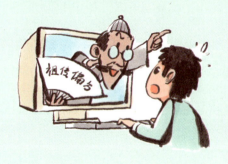

不要有病乱求医，不要使用几种方案同时治疗，不要轻信偏方，不要凭一知半解、道听途说自行买药治疗，更不要相信封建迷信。

1. 医学所能解决的健康问题是有限的

应当正确理解医学的局限性，理性对待诊疗结果，不

要盲目地把疾病引发的不良后果和药品自身存在的不良反应简单归咎于医护人员的技术水平不高。如果对诊疗结果有异议，或者认为医护人员有过失，应理性沟通，通过正当渠道或法律手段解决。

2. 知晓处方药和非处方药

应对疾病最常用的手段是服用药物，根据获取方式，药物分为处方药和非处方药（OTC）。

处方药须依据医生处方才能买到，如降高血压药、降血糖药及抗生素等。非处方药不用医生处方即可购得（分为甲类和乙类非处方药，药盒上红底白字"OTC"标识为甲类，绿底白字为乙类）。

非处方药安全性相对更好，同样需要严格按照药品使用说明书或在医生指导下使用，保证用药安全。

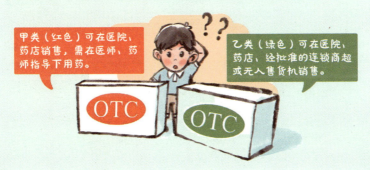

甲类（红色）可在医院、药店销售，需在医师、药师指导下用药。

乙类（绿色）可在医院、药店、经批准的连锁商超或无人售货机销售。

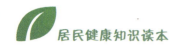
3.遵循合理用药的基本原则

合理用药原则：能不用就不用、能少用就不多用，能口服不肌注（肌内注射），能肌注不输液。

对普通感冒，医生可能会开对乙酰氨基酚解热镇痛，患者也可自行购药。服药时按药品说明书正确使用安全性很好，但过量使用会引起严重肝损伤，而且症状持续4~6天后才会显现。市面上各种感冒药、止咳药、退热药几乎都含有对乙酰氨基酚，如果叠加使用这类药物，或没到间隔时间就再次服药，都可能导致药物过量而伤肝。

自行用药要注意阅读药品使用说明书，查看药物的主要成分、适应证、用法用量、不良反应、注意事项或禁忌证等信息。

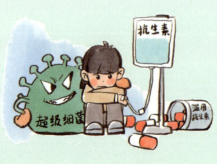

抗微生物药物即抗感染药物，包括抗菌药物，抗病毒药物，抗支原体、衣原体、立克次体药物等。只有明确或高度怀疑是

细菌感染时才使用抗菌药物，一般针对细菌感染的抗菌药物对病毒引起的上呼吸道感染无效。所以有些人不加分辨，只要感冒症状稍重就选择抗生素的做法是不对的。

4.配备家庭药箱

家庭药箱宜常备医用急救物品，包括碘伏、75%医用酒精、冰袋、创可贴、医用纱布、敷料、绷带、三角巾、绷带剪、一次性医用手套、医用口罩等。基本用药包括感冒药、退热药、外用跌打损伤药、止泻药，以及根据家庭成员健康情况按医嘱储备的药品。

急救物品和基本药物要定期清理，过期更换，及时补充。药品均应保存在原包装内，按说明书要求的保存环境存放。药箱最好上锁保存，谨防儿童误服误用。不能将过期和变质药品随意丢弃，要按照有害垃圾处理。

血压要知晓　降压要达标

高血压是我国常见的心血管疾病之一，一般无明显症状。但在某些情况下，当血压显著升高（收缩压≥

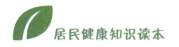

180mmHg 和/或舒张压≥110mmHg）且未经治疗时，可发生脑、眼、心脏和肾脏急性损伤。长期高血压可损害心脏及血管，引起心、脑、肾并发症，严重危害健康和生命，引发脑卒中、冠心病、心力衰竭、肾功能衰竭等。

> 超重或肥胖、高盐饮食、体力活动不足、吸烟、过量饮酒、精神紧张、工作压力大是患高血压的危险因素。具备上述危险因素之一的人，属于高血压高危人群。

因此，35 岁及以上居民，血压正常者应至少每年测量 1 次血压，高血压高危人群至少每 6 个月测量 1 次血压，并接受医务人员的健康指导。冬天寒冷时血压容易升高，建议监测血压情况。

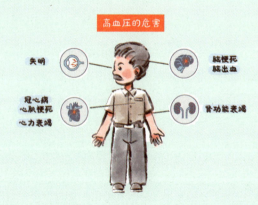

1.常见血压测量方式

● 诊室血压：以诊室血压作为确诊高血压的主要

依据。

● 家庭自测血压：是高血压患者自我管理的主要手段，也可用于辅助诊断。

2.高血压诊断以诊室血压为主要依据

未使用降压药物的情况下，非同日3次诊室血压测量收缩压≥140mmHg和/或舒张压≥90mmHg，可诊断为高血压。患者有高血压病史，目前正在服用抗高血压药物，血压虽低于140/90mmHg，仍诊断为高血压。

3.根据血压高低，高血压分为三类

1级高血压（轻度），（140~159）/（90~99）mmHg；
2级高血压（中度），（160~179）/（100~109）mmHg；
3级高血压（重度），≥180/110mmHg。

4.高血压治疗的"三原则"

● 降压达标。不论采用何种治疗手段，将血压控制在目标值以下是根本。

● 平稳降压。患者应长期坚持生活方式干预和药物治疗，保持血压长期平稳至关重要。

● 综合干预。具体治疗方法应综合考虑伴随并发症

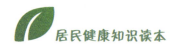

居民健康知识读本

情况。高血压患者应遵医嘱服药，按期复查。增强自我保健意识，主动学习高血压知识，对疾病有全面、正确的认识。掌握家庭自测血压的方法，做好血压自我监测。

5.高血压患者的"健康生活方式八部曲"

一旦确诊为高血压，应立即启动并长期坚持生活方式干预，即**限盐减重多运动，合理膳食好睡眠，戒烟戒酒心态平**。对生活方式干预，如减少钠盐摄入、减轻体重、规律的中等强度运动（快走、慢跑、骑车、游泳、打太极拳等）均有直接的降血压效果。

6.坚持药物治疗

建议高血压患者在生活方式干预的同时立即启动药物治疗。仅收缩压<160mmHg且舒张压<100mmHg且未合并冠心病、心力衰竭、脑卒中、外周动脉粥样硬化病、肾脏疾病或糖尿病的高血压患者，**可在专业医师指导下采用单纯生活方式干预，时长不超过3个月；若仍未达标，需启动药物治疗**。需要注意的是，服用药物不一定立刻见效，高血压患者服药4~8周，血压逐步达标，才是常态。

84

普通高血压患者血压要严格控制在140/90mmHg以下。合并糖尿病、冠心病、心力衰竭、慢性肾病的患者，如能耐受，血压应降至130/80mmHg以下，老年人收缩压降至150mmHg以下。

7.加强高血压筛查和健康管理

根据国家基本公共卫生服务规范要求，乡镇卫生院（村卫生室）、社区卫生服务中心（站）为辖区内35岁及以上常住居民中原发性高血压患者提供健康管理服务，包括免费测量血压、提供健康指导等。高血压患者每年至少接受4次面对面随访，并在医生指导下做好自我健康管理。所有患者每年应进行一次年度评估，可与随访相结合。除进行常规体格检查外，每年应至少测量一次体重和腰围，并建议进行必要的辅助检查。

血糖要知晓　降糖要达标

成年人正常空腹血糖<6.1mmol/L。对非糖尿病患者来说，低血糖症的诊断标准为血糖<2.8mmol/L，而接受药物治疗的糖尿病患者只要血糖<3.9mmol/L就属于低血糖。

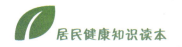

1.典型的糖尿病症状表现为"三多一少"

即烦渴多饮、多尿、多食和不明原因的体重减轻、乏力。出现典型的糖尿病症状加上空腹血糖≥7.0mmol/L或随机血糖≥11.1mmol/L，或口服75克葡萄糖负荷后2小时血糖≥11.1mmol/L，或糖化血红蛋白≥6.5%，可诊断为糖尿病。没有糖尿病典型症状者，如果有两次以上的血糖达到糖尿病诊断标准，就可以诊断为糖尿病。

6.1mmol/L≤空腹血糖<7.0mmol/L 或 7.8mmol/L≤糖负荷2小时血糖<11.1mmol/L为糖调节受损，也称糖尿病前期，是糖尿病的极高危人群。

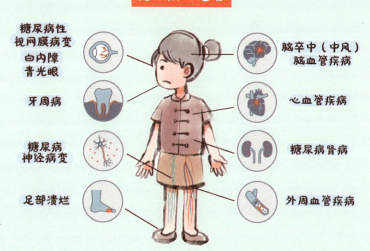

糖尿病的危害

糖尿病性
视网膜病变
白内障
青光眼

牙周病

糖尿病
神经病变

足部溃烂

脑卒中（中风）
脑血管疾病

心血管疾病

糖尿病肾病

外周血管疾病

2.高危人群主动监测

具备以下因素之一，即为**糖尿病高危人群**：处于糖尿病前期、超重或肥胖、高血压、血脂异常、脂肪肝、糖尿病家族史、妊娠糖尿病史、巨大儿（出生体重≥4千克）生育史。

3.遵医嘱用药，定期复查

糖尿病患者需严遵医嘱，坚持准时按量服药、定期到医院复查问诊。千万不要自做主张，擅自停药改药、增减药量，如有疑问、异常，及时向医生咨询。

4.自我管理，预防并发症

糖尿病患者及糖尿病高危人群要养成健康的生活方式与行为，控制血糖、血压、血脂和体重，做到合理膳食、科学运动、不吸烟、不喝酒、规律生活；同时主动学习糖尿病防治知识，掌握家庭自测血糖方法，做好血糖自我监测，加强自我健康管理，预防和减少并发症。

根据国家基本公共卫生服务规范的要求，乡镇卫生院（村卫生室）、社区卫生服务中心（站）为辖区35岁及以上2型糖尿病患者提供健康管理服务，每年提供4次免费空腹血糖检测，至少进行4次面对面随访。

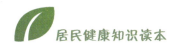

慢阻肺早诊　防急性加重

　　慢性阻塞性肺病简称"慢阻肺"，是一种最常见的、可预防和治疗的慢性呼吸系统疾病。慢阻肺的主要症状是慢性咳嗽、咳痰和呼吸困难。早期慢阻肺患者没有明显的症状，慢性咳嗽常为首发症状，后期表现为呼吸困难、气短、喘憋，严重影响患者生命质量。人口老龄化、呼吸道感染、吸烟及二手烟暴露、环境烟雾等因素的持续存在，我国40岁及以上居民慢阻肺患病率高达13.6%，患者人数达1亿。

　　40岁及以上人群，长期吸烟者，粉尘或化学物质暴露等因素接触者，活动后气短或呼吸困难、慢性咳嗽咳痰、反复下呼吸道感染者，应每年检测一次肺功能。

　　慢性阻塞性肺病是无法治愈的。患者应做到不吸烟（包括电子烟），避免受二手烟、大量油烟和室内外空气污染刺激，加强职业防护、接种流感疫苗和肺炎球菌疫苗。要在医生指导下长期坚持吸入药物治疗，保持健康生活方式，定期随访，每年检测1次肺功能。防止慢阻肺频繁急性加重，减缓疾病进展，提升生活质量，降低死亡风险。出现呼吸困难加重伴喘息、胸闷、咳嗽加剧、痰量增加等急性症状，应立即到医院就诊。

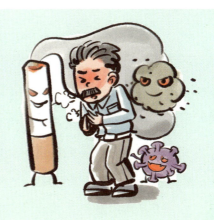

咳嗽2周或痰中带血　须排查肺结核

　　肺结核是由结核分枝杆菌（结核菌）引起的呼吸道传染病，主要通过患者咳嗽、打喷嚏、大声说话时喷出的飞沫传染他人。人类对结核菌普遍易感，感染结核菌后是否发病主要取决于人体抵抗力和结核菌毒力。新生儿出生时应接种卡介苗，可降低儿童结核性脑膜炎和粟粒性结核病的发病率。

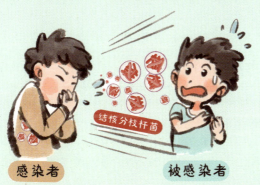

结核分枝杆菌

感染者　　　　被感染者

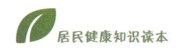 
1.肺结核的常见症状

咳嗽、咳痰2周以上或痰中带血是肺结核的主要可疑症状，患者出现此症状应及时到正规医疗机构就诊。肺结核还会伴有低热、夜间出汗、午后发热、胸痛、疲乏无力、体重减轻、呼吸困难等症状。

早期诊断和规范治疗可以提高治愈率，减少或避免传染他人。

2.肺结核要坚持规范治疗

肺结核可防可治，只要坚持规范治疗，遵循"早期、适量、联合、规律、全程"原则，绝大多数肺结核患者可被治愈。

肺结核患者如果治疗不规范，如私自停药、减药、换药，容易产生耐药肺结核，耐药结核治疗时间长、治疗费用高，而且治愈率较低。

3.预防肺结核

● 因症就诊。如有咳嗽、咳痰≥2周，咯血或血痰等症状，请及时就医。

● 主动筛查

（1）与肺结核患者共同居住，同室工作、学习的人都是肺结核患者的密切接触者，有可能受到结核菌感染，应及时到医院去检查排除。

（2）艾滋病病毒感染者、免疫力低下者、糖尿病患者、尘肺患者、老年人等都是容易发生肺结核的人群，应定期进行结核病检查。

● 肺结核患者应避免去公共场所，保持良好的个人卫生习惯。

（1）肺结核患者外出须佩戴医用外科口罩，避免与人接触，咳嗽或打喷嚏时用纸巾、手帕遮挡口鼻；不随地吐痰，不方便时可将痰吐在消毒湿纸巾或密封痰袋里。

（2）居家治疗的肺结核患者，应尽量与他人分室居住，保持居室通风，佩戴口罩，避免家人被感染。

慎用成瘾性药物

成瘾性药物是指不合理使用或滥用后会产生药物依赖的药品或物质，一般包括麻醉药品和精神药品，可用于镇痛、镇静、抗抑郁、抗焦虑、治疗失眠等。

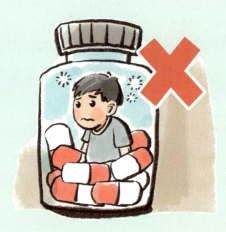

常见的成瘾性药物包括镇痛药（如吗啡、哌替啶、芬太尼等），镇静催眠药（如苯巴比妥、水合氯醛等），以及精神兴奋药及镇咳药。大量使用含麻醉、精神药品成分的复方制剂（如含有可待因、福尔可定等成分的止咳药）也可导致成瘾性。

1.严格遵医嘱使用成瘾性药物

镇静催眠药和镇痛药等药物具有一定的成瘾性，包括用法用量、使用疗程等，切勿自行增加药物的剂量或延长药物的使用时长。这些药物可以治疗或缓解病痛，它们还可与其他药物联合使用以减少咳嗽。患者如果在用药过程中出现了与用药目的无关的症状，应及时向医生反馈，在医生指导下调整药物的使用剂量，或者停药、换药。

2.滥用成瘾性药物会导致多种危害

成瘾性药物常见的副作用包括嗜睡、头晕、恶心、呕吐、便秘以及呼吸缓慢或困难。长期、大量不合理使用这类药物还会导致药物依赖，进而损害健康。药物成瘾的症状因药物不同而表现不同，但一般会涉及行为、情绪、身体健康和外表的变化，表现为兴趣爱好、人际关系等变化，情绪上过度活跃、易怒、愤怒或偏执，出现失眠、体重变化、颤抖或疲劳等身体不适；严重时会引起各种精神障碍，出现急性中毒甚至死亡。

患者如果出现药物依赖症状，应立即去综合医院精神科或精神专科医院接受治疗，切勿自行处理，以免加重依赖和危害健康。

犬咬伤须尽早接种疫苗

狂犬病是由狂犬病毒引起的急性传染病，主要由携带狂犬病毒的犬、猫等动物咬伤或抓伤所致，**一旦发病，病死率达100%**。在我国，狗咬伤是引发狂犬病最常见的原因。传播狂犬病的其他动物有猫、狐狸、蝙蝠等。注射过狂犬病疫苗的宠物通常不会导致人患狂犬病。

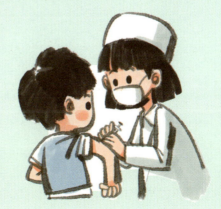

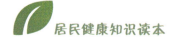

怎么预防狂犬病?

● 不要接近陌生的野生动物或宠物,以免被咬伤。

● 如果和动物一起工作,要接种狂犬病疫苗,以防被感染狂犬病病毒。

● 接触狗、猫等动物唾液后,如果皮肤完好,要及时清洗。

被狗、猫抓伤咬伤或破损皮肤被舔舐后的处理:

● 第一步:伤口冲洗。被狗或猫抓伤、咬伤后,马上用肥皂水和流动清水交替清洗伤口约15分钟。

● 第二步:消毒处理。伤口冲洗后,用无菌脱脂棉将伤口处残留液吸尽,再用碘伏消毒涂擦或消毒伤口内部。

● 第三步:尽快就医。到正规医疗机构请医生判断伤情,进行伤口处理,按要求接种狂犬疫苗和注射免疫球蛋白。一定要按照程序按时、全程接种狂犬病疫苗。

根据《中华人民共和国动物防疫法》,饲养者要为犬、猫接种兽用狂犬病疫苗,防止犬、猫患狂犬病并传播给人。带犬外出时,要系犬绳,防止其伤人。

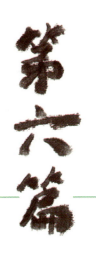

优生优育 爱老敬老

第六篇

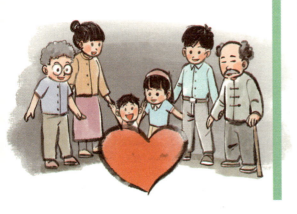

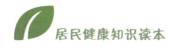
避免非意愿怀孕

育龄男女应增强性健康和性安全意识，预防生殖系统疾病，如短期内没有生育意愿，可在医生指导下采取避孕措施，减少非意愿妊娠和流产发生，保护生育能力。

已育夫妇提倡使用宫内节育器、皮下埋植等高效避孕方法；无继续生育意愿者，可采取绝育术等永久避孕措施。安全期避孕和体外排精等方法避孕效果不可靠，不建议作为常规避孕方法。

一旦发生无保护性行为且无生育意愿，应该尽早采取紧急避孕措施。紧急避孕不能替代常规避孕，仅对本次无保护性行为有作用。

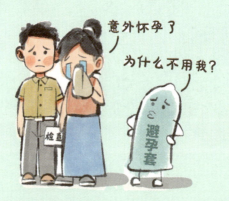

发生非意愿妊娠，需要人工流产时，应到有资质的医疗机构。自行堕胎、非法人工流产会造成严重并发症甚至

危及生命。反复的人工流产会增加生殖道感染、大出血的风险，甚至发生宫腔粘连、继发不孕等疾病或不良后果，严重影响女性健康。

男性作为性伴侣，在计划生育、避免意外妊娠中应承担更多的责任。男性应杜绝违背女性意愿的性行为，尊重和维护女性生殖健康权益。

孕检产检　安全孕育

到正规医疗机构进行婚前、孕前咨询和接受医学检查，可以帮助准备结婚或怀孕的男女双方了解自身的健康状况，发现可能影响婚育的有关疾病和健康问题，接受有针对性的评估和指导，提高婚姻质量和促进安全孕育。

1.提倡适龄生育，科学备孕

女性最佳生育年龄为24~29岁，男性最佳生育年龄为25~35岁。

女性生育年龄≤18岁或≥35岁均属于高危妊娠。高危妊娠会增加妊娠期高血压、糖尿病以及胚胎停育、流产、胎儿出生缺陷等不良妊娠结局的发生风险。保持适宜生育

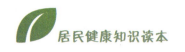

间隔，两次妊娠间隔太短或太长都不利于母婴健康，推荐生育间隔为2~5年。

2.孕妇应定期接受孕期检查

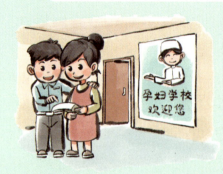

尽早建立"母子健康手册"，接受妊娠风险筛查评估，整个孕期至少接受5次孕期检查。首次孕期检查最晚不应超过怀孕12周，有异常情况者应适当增加检查次数。定期产前检查能够动态监测胎儿发育情况，及时发现妊娠并发症或合并症。

孕妇应当维持体重的适宜增长，保证合理膳食，均衡营养，在医生指导下适量补充铁、钙等营养素。孕中期钙的适宜摄入量为每天1000毫克，孕晚期及哺乳期均为每天1200毫克。孕前体重正常的孕妇，孕期增重值为12千克左右。

3.提倡自然分娩

孕妇要到有助产技术服务资格的医疗保健机构住院分娩，提倡自然分娩。高危孕妇应提前住院待产，最大限度地保障母婴安全。自然分娩是对母婴损伤最小、最理想的分娩方式。临产的征兆为：出现规律伴有疼痛且逐渐增强的子宫收缩，每次持续30秒或以上，间隔5~6分钟。在孕产期各阶段，孕产妇都可能出现不同程度的心理变化，放松心情有助于预防孕期和产后抑郁。

4.孕产期可享受的国家保障政策

● 免费增补叶酸。从孕前3个月到孕早期3个月内，可以到辖区内指定机构领取免费叶酸片，服用后可预防和减少新生儿神经管缺陷。

● 孕产妇健康管理。怀孕后可到就近的社区服务中心（站）、乡镇卫生院建立《母子健康手册》、享受孕期健康管理、产后访视和产后42天健康检查。

● 预防艾滋病、梅毒和乙肝母婴传播。在相关医疗机构免费开展艾滋病、梅毒和乙肝免费咨询检测，阳性感染的孕产妇及其所生婴儿可接受免费的预防母婴传播措施，预防和减少相关疾病的发生。

母乳喂养　合理辅食

世界卫生组织公布的新的《儿童发育标准》显示，在6岁之前，婴幼儿成长的最重要决定因素不是遗传和种族，

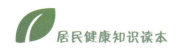

而是营养、哺育方式、环境和医疗保健。

1.母乳喂养促进母婴健康

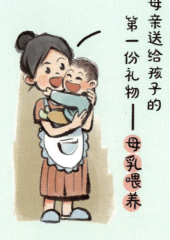

母亲送给孩子的第一份礼物——母乳喂养

母乳是婴儿最理想的天然食品，含有婴儿所需的几乎全部营养素及免疫活性物质，有助于婴儿生长发育，降低感染性疾病和成年后慢性病的发病风险。母乳喂养不仅能增进母子间的情感，促进婴儿神经生长发育和心理健康，还能促进母亲产后体重恢复，降低母亲乳腺癌、卵巢癌和2型糖尿病的发病风险。

为了母乳喂养成功，孩子出生后1小时内就应开始哺乳。纯母乳喂养可满足6个月内婴儿所需全部液体、能量和营养素，不需要添加任何辅食和液体。母乳喂养可以持续至2岁或2岁以上。

2.科学补充维生素D

维生素D主要由紫外线照射皮肤后在体内合成。窗户玻璃和使用防晒用品均会阻挡紫外线，减少维生素D形

科学添
加辅食

科学添加辅食

成。在夏天时应每星期2~3次，让阳光照射到脸部、手臂和手部皮肤5~15分钟，这样可使体内的维生素D处于较高水平。肤色较深的人，需阳光照射的

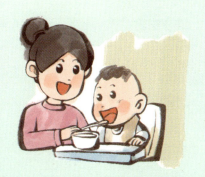

时间会相对较长。冬天时阳光一般较温和，接触阳光的时间需要长一些。婴儿出生后，可根据医嘱适量补充维生素D制剂。早产儿、低出生体重儿、巨大儿、户外活动少以及生长过快的儿童在使用维生素D制剂的同时，要根据膳食钙摄入情况酌情补充钙剂，以达到营养素推荐量要求。

3. 适时添加辅食

婴儿满6个月起，在继续母乳喂养的同时，必须添加辅食。添加辅食的原则是由一种到多种，由少到多，由稀到稠，由软到硬，由细到粗。首先从富含铁的肉泥、肝泥、强化铁的谷粉开始，逐渐增加食物种类，达到食物多样化，1岁内适时引入各种食物。辅食初始应为泥糊状，逐步过渡到半固体或固体食物。提倡回应式喂养，鼓励但不强迫进食。

给婴儿添加的非乳类食物应当多样化，注意少糖、无盐、不加调味品。应当从婴儿出生后7~8个月开始锻炼其

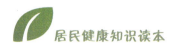

咀嚼能力，10~12个月可以培养婴儿自己用勺进食。

循序渐进　训练睡眠

新生儿由于神经系统发育不成熟，睡眠很多。4~6个月大的婴儿通常能采用昼夜睡眠时间表。到了1岁时，大多数婴儿晚上都能持续睡8~9小时了。然而，其睡眠失调较常见，会在最初几年的不同时间内出现儿童睡眠障碍。影响睡眠的因素因年龄而异，婴儿在9~18个月大时，易因分离焦虑而影响睡眠。

父母要帮助婴儿养成夜间睡觉的习惯，晚上少刺激婴儿，保持房间黑暗，这对视力发育非常重要。要鼓励婴儿在很小的时候就自己睡觉，而不是在父母的臂弯中入睡，这样他们在半夜醒来时能够让自己安静下来。

建议睡眠训练在4~6个月开始。推荐一种温和的睡眠训练方法，即渐进式适应法，逐渐增加对哭泣的宝宝做出反应的时间，比如第一个晚上，让宝宝躺下睡觉，宝宝开始哭泣后，等两分钟，然后逐渐延长。让孩子学习如何自我安抚和自己入睡。最终，宝宝将学会在不被关心的情况下自己入睡。学会自我舒缓的婴儿最终比不使用睡眠训练方法的儿童睡得快15分钟，这也不会给儿童带来不良压力反应或长期影响。

规律就寝让婴儿平静放松，深夜醒来次数更少、时间更短，睡得更好。每天晚上在同一时间开始给孩子例行公事，按照同样的顺序、时间完成洗澡、换尿布、阅读、快餐、放摇篮曲、关灯。睡前90分钟进行舒缓的沐浴，有助于降低核心体温，帮助婴儿睡得更快更好；放慢速度、大声朗读一本书，让一个好故事的"魔力"延伸到睡眠；让宝宝去婴儿床前接受约15分钟喂食，可以让宝宝有点昏昏欲睡；唱一支平静的摇篮曲让婴儿放松。要留意婴儿是否有困意，如打哈欠、揉眼睛的举动，这时关灯，让房间保持黑暗，传达"是时候睡觉了"的信息。

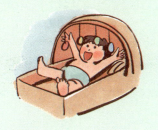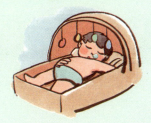

应避免看各种屏幕。白天看屏幕，可能让婴儿彻夜难眠，夜间醒来次数更多。婴儿夜间醒来，父母尽量不要在婴儿房间里徘徊，应保持安静，但要迅速确定是否有需要解决的问题，比如环境冷热，婴儿是否出汗了、发热了、

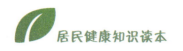
饿了，是否需要换尿布。父母可以提供一些容易做到的安抚，例如轻轻抚摸宝宝或以舒缓的语气说话，直到他们平静下来，开始重新入睡，然后父母快速安静地退出。

积极掌握运动技能

> 青少年要培养健康的生活方式与行为，每天应坚持户外运动2小时以上，应较好掌握1项以上的运动技能，有效预防近视、超重与肥胖，避免网络成瘾和过早性行为，让健康的生活方式持续一生。

运动对未成年人的益处几乎涵盖全身各个系统。包括：强壮肌肉，增强耐力和心肺功能；强健骨骼，增强骨骼强度；提高注意力和记忆力，提升学习成绩；有助于精神健康，降低患抑郁症的风险；帮助调节体重，减少体脂；降低某些传染病（如流感、肺炎等）严重并发症的风险；降低多种慢性疾病的发生风险等。

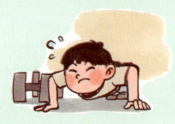

未成年人的运动量及运动方式因年龄而异，总体来说，应长期进行有氧运动和强化肌肉、骨骼的运动。

3岁以下儿童应全天活跃。

3~5岁儿童应保持全天身体活动，家长应鼓励儿童进行活动量更大、更活跃的玩耍行为，如跳跃、骑儿童车等。

6~17岁的儿童和青少年每天需要60分钟以上的中等或高强度的运动，这些运动应包括：

● 有氧运动。包括每天60分钟以上的步行、跑步等使心跳加速的运动。每周应进行至少3天的高强度运动。

● 肌肉强化运动。包括引体向上或做俯卧撑等活动，每周至少3天。

● 骨骼强化运动。又称负重训练，包括跳跃或跑步等活动，每周至少3天。

家长需注意，未成年人运动时需时刻注意安全。在进行诸如自行车、滑板车、滑板、轮滑和攀岩等体育活动时，要为未成年人提供头盔、护腕或护膝等防护设备。

为了让未成年人保持运动，家长们应该以身作则，自己选择一项运动并长期坚持。

防止孩子滥用屏幕

使用电子屏幕已成为我们日常生活中不可或缺的一部

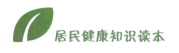
分。这类静坐不动的"屏幕时间"过量，会对儿童造成多方面的负面影响。

世界卫生组织建议，除了在家长陪伴下使用视频通话，2岁以下的幼儿应避免接触任何屏幕。

1.帮助孩子选择合适的屏幕内容

对2岁以上的孩子，家长除了要限制其使用屏幕的时间，还要为他们选择合适的屏幕内容。

● 根据孩子年龄、能力及喜好来选择屏幕内容。

● 屏幕内容要能让家长参与、辅导，家长额外的讲解、问答有助于孩子更好地掌握学习内容。

● 优质的屏幕内容能吸引孩子专注、思考、参与，能将所学内容直接运用到现实生活中，避免不用思考、不停重复按画面按钮等无意义操作的内容。

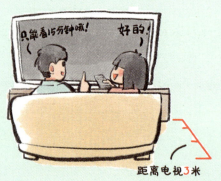

距离电视3米

2.合理使用屏幕

● **使用屏幕有规矩**。提前与孩子制订使用屏幕的简单规则和条件，以减少争执，包括在何时、何地使用，限制时间和规矩，例如要先问爸爸或妈妈才可使用。

● **健康生活有规律。** 除限制屏幕时间以外，也要帮助孩子养成有规律的生活习惯，安排一些有趣的活动，避免孩子沉迷于电子产品。

● **注意保护眼健康。** 尽量选用屏幕较大的电子产品。进行屏幕活动时，确保室内光线充足，并保持适当观看距离、角度和屏幕亮度，以减轻眼睛负担。

● **不把屏幕当"安慰奶嘴"。** 如果孩子必须依靠屏幕的帮助才能调节情绪，会容易失去对其他事物的兴趣。应从正面管教孩子的方法里找一些活动和奖励取代屏幕。

从小预防骨质疏松

骨骼有支撑、保护、造血和运动等功能，骨骼健康是维持人体健康和机体活力的重要因素。

骨质疏松症是一种以骨量减少、骨组织微结构破坏导致骨脆性增加和易发生骨折为特征的全身性骨病。女性患病率是男性的五倍以上，如果没有发生骨骼断裂，可能永远不会有症状。常见的骨折部位有脊椎、髋部、腕骨。一些脊柱（椎体）骨折甚至不会引起疼痛。多个椎体骨折，可导致脊柱弯曲后驼背。

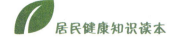

1.骨质疏松症的主要原因

　　引起骨质疏松症的主要因素包括日照不足、钙和维生素D缺乏、蛋白质摄入过多或不足、高盐（钠）饮食、吸烟、过量饮酒、过多饮用咖啡和/或碳酸饮料、体力活动过少、体重过低、使用影响骨代谢的药物等。卧床不动、家族史是增加骨质疏松症发病率的因素，一些疾病也会导致骨质疏松症。

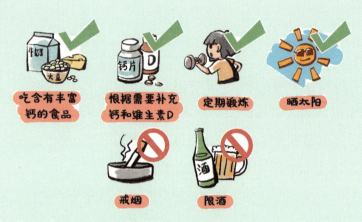

　　骨质疏松症的防治应贯穿生命全过程。在青少年期、成年期和老年期都要关注骨骼健康，改善骨骼生长发育状况，达到理想峰值骨量，减少骨丢失，避免发生骨折。

2.预防骨质疏松症远优于发生后的治疗

接受阳光照射是促进骨骼健康的经济有效的方法之一。建议在日照充足的环境下增加户外活动，持续15~30分钟，这有助于人体合成维生素D，但需防止强烈阳光照射灼伤皮肤。摄入足量的维生素D和钙是骨骼健康的基础，如果缺乏日照或摄入及吸收不足，每天需补充维生素D。同时应合理膳食，戒烟限酒。

体育锻炼对防止骨质疏松症具有积极作用。适量运动，做负重性锻炼如步行或爬楼，有利于强壮骨骼。女孩和成年女性的钙摄入量应接近或超过推荐的膳食摄入量。药物使用要遵医嘱，防止骨质疏松症。

绝经后女性和老年人是骨质疏松症的高危人群，应定期进行骨密度检查，及早发现骨质疏松症。

已经确诊骨质疏松症或者有高骨折风险的患者，应在医生指导下进行长期、个体化的抗骨质疏松治疗，增加骨密度，缓解症状，避免或减少骨折的发生，促进骨骼健康。

老年人须重视防跌倒

跌倒是65岁及以上人群伤害致死的第一位原因。

　　老年人需要增强防跌倒意识。跌倒可能会导致骨折和其他内外伤，特别是髋骨骨折，即使经过治疗和康复，仍可能步行不便。一旦跌倒一次，再次跌倒的可能性就更大，但跌倒是可以预防的。对家居环境进行适老化改造，学习预防跌倒知识，采取保持健康的措施，可预防某些跌倒发生。

● 合理膳食，戒烟限酒，预防骨质疏松症与肌少症。

● 适量运动。通过肌肉力量训练提高行走的稳定性，太极拳等平衡和伸展运动有助于预防跌倒。

● 及时检查，治疗视力、血压、心脏和眩晕（头晕）方面的问题。行动能力下降，需要使用助行器或手杖时，就要学会使用方法，安全、大方地使用它。

● 穿合身的衣裤，裤脚不宜过长，穿低跟、防滑、合脚的鞋。

● 室内照明适度，减少眩光。电灯开关伸手可及。室内、室外的通道、台阶均应装灯。

● 老年人家居环境适老化改造。在淋浴间、坐便器、楼梯、床、椅等位置安装扶手。在卫生间和厨房等易湿滑区域可使用防滑垫。床、坐具不过软，高

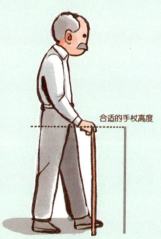

合适的手杖高度

度合适。老年人应轻松坐躺，缓慢站起，以避免头晕，稍作停顿，再进行下一步活动。

● 家具摆放和空间布局合理，保持室内通道便捷，畅通无障碍。去除门槛、家具与房门滑轨等各种地面高度差。去除通道上阻碍行走的电线、接线板或物品。保持地板和楼梯干燥、干净、不杂乱。用胶带固定松散的地毯或者不用地毯。

● 将经常使用的家居用品放在不必伸展或屈身就能触及的地方。老年人坚决杜绝站凳子、爬折叠楼梯从高处取物或打扫卫生。

● 出行时尽量选择无障碍、不湿滑、光线好的路线，要特别留意不平坦的地方。夜晚出行携带照明工具。雨雪、大风等恶劣天气减少室外活动。外出时随身携带应急联系卡片、手机。将手机设置好亲人快捷拨号，定期充满电，不论是洗澡还是临时出门扔垃圾，都要保证手机随时可用。

● 如果摔倒后试图站起来，要翻过身，腹部着地，爬到一件家具旁，然后利用它站起来。

尽早识别老年痴呆

痴呆是指一种以获得性认知功能损害为核心，导致患

者日常生活、社会交往和工作能力明显减退的综合征。老年期痴呆最常见的是阿尔茨海默病，该病早期识别、早期干预意义重大。

　　阿尔茨海默病常表现为近期记忆力减退、情景记忆受损，如反复说同一件事、乱放个人物品、忘记重要事件或约定、学习新知识新技能的能力下降等；推理能力和处理复杂任务的能力受损、判断力差，如无法管理财务、对安全隐患的理解力差、决策能力减退等；视空间功能受损，如辨别方向能力下降、容易迷路等；语言功能受损，如说话找词困难、语言内容空洞、表达和理解能力下降、出现阅读和书写困难等；有些患者还会出现情绪、人格和行为等改变，如异常的情绪波动、淡漠、焦虑、抑郁、回避社交、兴趣减退、失去同理心、强迫行为、重复动作等。老年人一旦出现上述症状，应及时到综合或专科医院的神经内科、精神/心理科、老年医学科等相关职能科室就诊，以便早诊断、早治疗。

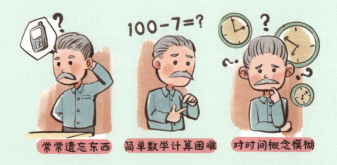

常常遗忘东西　　简单数学计算困难　　对时间概念模糊

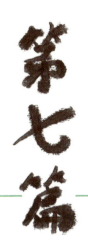

第七篇

预先防范　避免交通伤害

加强看护　防儿童溺水

警惕一氧化碳中毒

拒绝毒品　珍爱生命

识别安全标志

正确保管使用农药

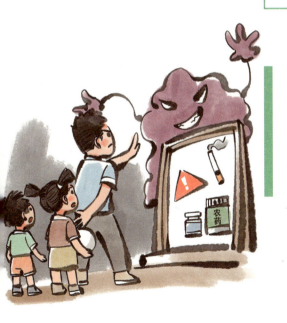

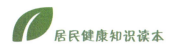

居民健康知识读本

预先防范　避免交通伤害

健康的基础是安全。如今，家用车辆已相当普及，速度较快的电动车成为常见交通工具，交通安全不容小觑。

1.佩戴安全头盔

研究结果表明，在道路交通事故中，戴安全头盔可有效降低伤亡风险，可使摩托车骑乘者的死亡风险降低39%，自行车骑乘者头部重伤风险降低79%。系安全带可使汽车驾乘人员的致命伤害降低40%~60%。所以，骑车戴头盔、坐汽车系安全带应成为标配。汽车碰撞时，儿童安全座椅可使婴幼儿死亡率降低至少60%，因此儿童乘客应使用安全座椅，座椅要与儿童的年龄、身高和体重相适应。

2.不酒驾、醉驾、疲劳驾驶

驾驶时，酒精、某些药物会减弱驾驶人员的判断能力和反应能力，即使血液酒精含量或药物浓度较低，也会增加交通事故风险。千万不可酒后开车。疲劳驾驶也会显著增加严重交通事故的发生风险，驾驶员连续驾驶2小时应休息1次，保证驾驶时精力充沛、注意力集中。

3. 遵守交通规则

走路时，要注意各方来车，不随意更改行进方向。幼童走路时应时刻有成人同行。11岁或以下的儿童，横过马路要与大人牵手。如儿童需独自过马路，要叮嘱他们必须观察路况，在没有行驶车辆的安全情况下通过。成年人要以身作则，遵守交通规则，教导儿童过马路时如何遵守规则。儿童过马路时不能饮食、使用手机、佩戴耳机、与人谈话等。

未满12周岁的儿童不可骑自行车上马路。11岁以下的儿童练习骑自行车或骑多轮车必须有成年人陪同，骑车应佩戴头盔。

加强看护　防儿童溺水

溺水是我国儿童因伤害致死的第一位原因，要加强对儿童的看护和监管，预防溺水。

不同年龄段的儿童溺水发生的高危地点：

● 0~4岁儿童：室内盛水的脸盆、水缸及浴池等；

● 5~9岁儿童：水渠、池塘和水库等；

● 10岁以上儿童：池塘、湖泊和江河等；

● 各年龄段儿童：管理不规范的泳池和戏水场所。

1.如何预防儿童溺水？

● 游泳应选择管理规范的安全游泳场所，不可在非游泳水域游泳或戏水。

● 儿童游泳时，要由有救护能力的成人带领和看护，不要单独下水。儿童进行水上活动时，应为儿童配备合格的漂浮设备，并有专职救生员全程监护。下水前，应认真做准备活动，以免下水后发生肌肉痉挛等问题，不在空腹、过饱、身体不适、剧烈运动后下水。水中活动时，要避免打闹、跳水等危险行为，如有不适应立即呼救。

● 对于低龄儿童，家长要重点看护，做到不分心、不间断、近距离看护，不能将儿童单独留在卫生间、浴室、开放的水域边，家中的储水容器要及时排空或加盖。如果居家周围有水井等应加盖，或者安装水泵、水管等封闭取水，减少儿童接触。家有幼童且居家周围有池塘、小溪等自然水体，应在院子或通向室外的房门安装栅栏。

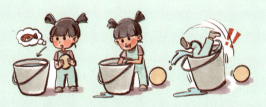

● 家长是儿童看护的第一责任人，家长如无法看护，需委托其他成年人进行有效看护，不可交由未成年人。

2.发现有人溺水怎么办？

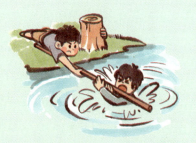

● 应立即呼救，同时拨打110报警并联系120急救人员。在确保自身安全的前提下开展施救，可借助竹竿、救生圈、漂浮物等进行施救。递竹竿给落水者时要趴在地上，降低重心，以免被拖入水中。若现场无竹竿、漂浮物等，可脱下衣服连接在一起当绳子，抛给溺水者。切记要趴在地上，确保自身安全。

● 将溺水儿童救上岸后，应立刻开始生命支持。现场急救时，通过有效的人工通气迅速纠正缺氧是关键。复苏时，应该从开放气道和人工通气开始。检查溺水儿童是否有呼吸与心跳，清除口鼻中的淤泥与杂草等。如果没有呼吸与心跳，先进行5次人工呼吸，然后按照胸外按压30

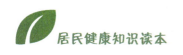 

次、人工呼吸2次的比例循环。如果有呼吸、心跳，让溺水者侧身，便于呕吐，及时清除呕吐物。**注意，任何情况下都不要控水或倾倒体内积水**，这样做不仅会延误急救的黄金时间，还可能给溺水者造成其他的伤害。

警惕一氧化碳中毒

一氧化碳中毒俗称煤气中毒。一氧化碳是一种无色、无味，却对人体有毒的气体。一氧化碳由含碳物质不完全燃烧产生，能与人体红细胞中的血红蛋白结合成碳氧血红蛋白，使血红蛋白失去携氧能力，并阻碍氧合血红蛋白释放氧气，导致机体缺氧。一氧化碳中毒后，轻者感到头

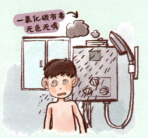

晕、头痛、四肢无力、恶心、呕吐；重者可出现昏迷、体温降低、呼吸短促、皮肤青紫、唇色呈樱桃红色、大小便失禁等情形，抢救不及时会危及生命。

哪些情况下容易出现一氧化碳中毒？

● 在室内燃烧煤炭、木炭、柴火等取暖或做饭时，门窗密闭，通风不良，空气不足。

- 燃气热水器安装在浴室（卫生间）内，未安装排烟管，或虽安装了排烟管但排烟不畅，导致燃气时产生的废气排放在浴室（卫生间）内。
- 未选择正规厂家生产的质量合格的燃气热水器，或燃气热水器零件老化未及时更换。
- 在地下停车场或车库等空气流通性差的场所，燃油车辆停驶却长时间开放空调，且车门、车窗紧闭。

1.发现有人一氧化碳中毒怎么办？

发现有人一氧化碳中毒，应尽快拨打120急救电话呼救。应立即打开门窗，有条件时把中毒者转移到室外通风处，保持呼吸道通畅，注意保暖。如中毒者无意识但呼吸正常，将其翻转为侧卧位，防止呕吐物误吸，随时观察生命体征。患者应保持安静休息，避免活动加重氧的消耗。如中毒者无意识、无呼吸，应立即进行心肺复苏。

2.如何预防一氧化碳中毒？

一氧化碳无色、无味，要警惕并预防。

● 用炉灶或木炭取暖的住户，居室内火炉要安装烟囱，保持烟道畅通。没有烟囱的煤炉，夜间要放在室外。

● 使用管道煤气时要防止管道老化、跑气、漏气，

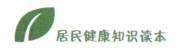

烧煮时防止火焰被扑灭导致煤气溢出。

● 使用燃气、煤气可以安装一氧化碳探测器。

● 使用燃气热水器时，禁止将燃气热水器安装在洗浴房间内，应安装在洗浴房间外靠窗户的地方或室外。

● 不在密闭的室内吃炭火锅、点炭火盆。

● 不躺在车门车窗紧闭、开着空调的燃油汽车内睡觉，在车库内这样做尤其危险。长途驾车开内循环的人，要定期开窗通风。

● 如发生气体泄漏，应立即关闭阀门，打开门窗，使室内空气流通，降低液化气和煤气的浓度。严禁在现场拨打电话、点火或开启照明设施。

拒绝毒品　珍爱生命

毒品有很多种，如鸦片、海洛因、冰毒、吗啡、大麻、可卡因，还有一些国家严格管制的会让人上瘾的药。毒品非常危险，任何人使用毒品都极易导致成瘾。

1.毒品严重危害健康

毒品成瘾是一种具有高复发性的慢性脑疾病，其特点是对毒品产生一种强烈的心理渴求和强迫性、冲动性、不顾后果的用药行为。如果为了追求快感或者想提神而尝试毒品，它会悄悄地伤害大脑，并且这种伤害是永久的，尝试后会越来越想要，而且需要的量也会越来越多。

毒品严重危害健康，会诱发人格与行为变化，出现病态心理、幻觉妄想，实施自残和伤害他人的行为。严重时会急性中毒甚至死亡。一旦吸毒必须进行戒毒治疗。

2.警惕新型毒品危害

特别要提醒的是，有人常会将毒品伪装成看起来很诱人的东西来骗青少年，有的像糖果、饮料，有的贴着"聪明药""减肥药"的标签。现在有些电子烟里也可能藏着毒品，这些都是门槛低但风险高的东西，让青少年更容易上当。

新型毒品只要试一次就可能上瘾，因此不要随便接受陌生人的饮料、零食，也不要尝试任何烟草制品或电子烟，

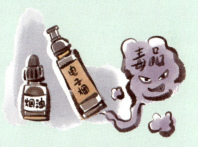

更要警惕吸毒者。如果遇到，要坚决拒绝并告诉警察。

家长要多关心孩子的心理变化，多沟通，告知毒品的危害，给予正确的引导和支持。要让孩子知道，吸毒绝不是交朋友或融入群体的方法。一旦发现孩子可能接触毒品，要立刻采取行动，报警并带孩子去看医生。

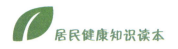
识别安全标志

　　安全标志是用以表达特定安全信息的标志，由图形符号、安全色、几何图形（边框）或文字构成。分为四类，分别是禁止标志、警告标志、指令标志和提示标志。另外还有一些补充标志。

　　● **禁止标志：**红色██，禁止人们做出不安全行为的图形标志。其几何图形是一个带斜杠的圆环，其中圆环与斜杠相连，圆环和斜杠的填充颜色为红色，表示禁止或停止，里面图形符号为黑色，对比色为白色。

禁止游泳　　禁止吸烟　　禁止靠近　　禁止通行

禁止伸出窗外　　禁止倚靠　　禁止攀爬

　　● **警告标志：**黄色██，提醒人们注意周围环境以避免危险发生的图形标志。警告标志的几何图形为正三角形边框，三角形边框内填充黑色，边框内图形符号是黑色，安全色是具有警告含义的黄色。

高压　　　易燃　　　易爆　　　剧毒　　　放射性　　生物安全

● **指令标志**：蓝色 ，强制人们必须做出某种动作或采取防范措施的图形标志。指令标志的几何图形是一个圆圈，内部用白色绘画图形符号，安全色为蓝色，表示指令含义。

必须穿救生衣

必须戴安全帽

● **提示标志**：绿色 ，向人们提供某种信息（如标明安全设施或场所等）的图形标志。提示标志的几何图形是正方形边框，里面配以白色的文字和图形符号，安全色是具有提示含义的绿色。

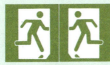
紧急出口

应急避难场所

正确保管使用农药

杀虫剂、杀菌剂、除草剂、灭鼠剂等农药可经口、鼻、皮肤等多种途径进入人体，可能使人中毒。

1.妥善保管农药

农药应存放于原包装内，加锁妥善保管，谨防儿童接触或误食。农药应与粮食、日用品等严格分隔，

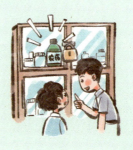

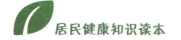

避免混装、混堆，减少意外接触风险。存放易挥发农药时，务必确保瓶盖紧闭，防止气体外泄。已失效的农药应按规定处理，不随意丢弃，避免误服或污染环境。

2.正确使用农药

配置农药及拌种时，使用专用容器和工具，防止交叉污染，降低误服风险；严禁用嘴吹、吸喷头和滤网，不在收获期作物上使用农药，确保食品安全；使用时要穿上长袖衣、长裤、胶鞋，戴上口罩、手套、宽边帽，系上塑料围裙，避免迎风施药，以防农药通过皮肤进入人体；使用后的容器和工具需在指定地点彻底清洗，防止水源污染。

3.农药中毒的应急处置

● 发现农药中毒者，立即拨打120急救电话，寻求专业医疗援助。

● 对消化道中毒的患者，如果其神志清醒，不宜对其进行常规催吐。

● 对皮肤中毒者，迅速用清水或肥皂水（忌用热水，以微温为宜）彻底清洗受污染的部位，直至体表无农药气味。

● 对呼吸道中毒者，立即将其移至空气清新的环境，脱去污染衣物，保持呼吸道通畅。

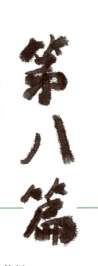

掌握技能
应急防护

第八篇

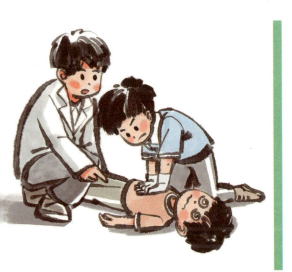

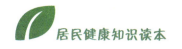

学会测量四大生命体征

体温、脉搏、呼吸、血压是人体的四大生命体征。家庭应常备体温计、体重秤、血压计等健康自测设备，并掌握正确使用方法。

1.体温测量

体温为人体内部的温度。正常体温不是具体的温度点，而是一个温度范围。一般情况下，不同的人正常体温略有差异，女性略高于男性，月经前和妊娠期体温略高于正常；青壮年人群高于老年人群，18~24个月儿童的体温最高。时间、活动、环境等也可能影响体温，如人在一天中下午的体温比早晨的高，活动及进食后体温可略微升高，一般波动不超过1℃。体温高于正常范围称为发热，低于正常范围称为体温过低。

> **成人体温范围：**
> ● 腋下为36~37℃，发热标准为37℃及以上；
> ● 口腔为36.3~37.2℃，发热标准为37.3℃及以上。

腋窝下测温（腋测法）是最常用的体温测定方法。红外线耳式体温计测量鼓膜的温度，多用于婴幼儿；测温枪

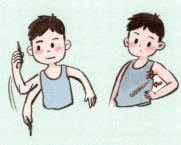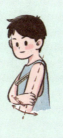

测量额头温度，多用于体温筛查。挑选电子体温计，宜选用精度正负0.1度的。玻璃体温计保有量大，多数质量较好。

使用玻璃体温计测量腋下体温方法：先将体温计度数甩至35℃以下，再将体温计水银端放在腋下夹紧，5~10分钟后取出读数。正确读数方法为：手持温度计的玻璃端，水平放置，视线与体温计刻度线保持平行，从正面读取水银柱最顶端的数值。读数时，注意不要用手碰体温计的水银端，否则将造成测量不准。

若水银体温计破碎，要保持室内通风，不能直接用手或吸尘器清理，戴好口罩，可用小铲子或者注射器来清理玻璃碴及汞，然后装进塑料袋扎口，做好标记，放入处理有害物质的红色垃圾桶。用洗手液、硫黄肥皂等清洗双手。

2.脉搏测量

脉搏为体表可触摸到的动脉搏动，与心率一致。成人

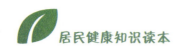

安静状态下正常心率为60~100次/分，超过100次/分为心动过速，低于60次/分为心动过缓，心率的快慢受年龄、性别、运动和情绪等因素的影响。儿童的心率比成人快，3岁以下小儿常在100次/分以上。

测脉搏时，将食指、中指和无名指指腹平放于手腕桡动脉搏动处，计1分钟搏动次数。血压计可同时测量心率。运动心率可用穿戴设备（如运动手环等）来测量。对昏迷患者可触摸颈动脉搏动测量心率。

3. 呼吸计数

成年人安静状态下，每一呼一吸算一次呼吸，成年人正常呼吸频率为16~20次/分，老年人略慢；呼吸频率超过24次/分为呼吸过速，见于发热、疼痛、贫血、甲亢及心衰等；呼吸频率低于12次/分为呼吸过缓。

世界卫生组织判断小儿呼吸过快的标准是：
- 2月龄以下呼吸频率>60次/分钟；
- 2~12月龄呼吸频率>50次/分钟；
- 1~5岁呼吸频率>40次/分钟。

小儿呼吸频率数据有助于诊断肺炎。测量小儿呼吸时，把手放在小儿的腹部感觉它的起落，结果会更准确，测算时间一定要超过1分钟。对昏迷患者可观测胸腔起伏。

4.血压测量

每次心跳都会推动血液流过动脉，血液在血管内流动时作用于血管壁的侧压力，被称为血压。血压是推动血液在人体血管中流动的动力，是人的基本生命体征之一。

推荐使用上臂式电子血压计。测量前半个小时内避免剧烈运动、进食、吸烟、饮用含咖啡因的饮料或浓茶。

- 测量前安静休息至少5分钟；
- 测量时坐在有靠背的椅子上，双脚平放于地面（禁止交叉），不说话；
- 肘部与心脏处于同一水平上，袖带下缘应在肘窝上2.5厘米（约两横指）处；
- 袖带松紧合适，以可插入1~2根手指为宜；
- 待电子血压计显示屏上的数值稳定后读取数值。

一般情况下，血压显示最上面的数值是收缩压，中间的数值是舒张压，最下面的数值为脉搏。连续测量2次，2次测量时间间隔1~2分钟，做好记录，取2次读数的平均值作为血压值。

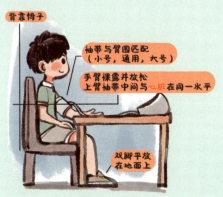

背靠椅子

袖带与臂围匹配
（小号，通用，六号）

手臂裸露并放松
上臂袖带中间与心脏在同一水平

双脚平放
在地面上

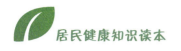

学会拨打120急救电话

120急救电话是为抢救急危重症患者开设的医疗卫生专用紧急救援电话，有专人24小时接听。工作人员接到呼救电话后，会根据呼救者描述的情况，立即派出救护车和急救人员前往施救，是救助危急重症患者最方便、最快捷的医疗救援方法。

1.紧急医疗情况下立即拨打120急救电话

无论在家中、公共场所还是野外，只要发生以下情况，应立即拨打120急救电话呼救：突发疾病类，如患者出现昏迷、胸痛、呼吸困难、抽搐等急危重症的表现；伤害类，如因车祸、生活意外或刑事案件等原因导致身体严重受伤；突发事件类，如发生火灾、溺水、触电、中毒、踩踏伤等；其他各种突发因素导致生命健康出现重大问题，需要医疗帮助时。

注意，不论是否有外伤，只要周围的情况不会继续对患者造成伤害，都应尽可能地不移动患者。非紧急医疗情况不要拨打120，把有限的资源留给最需要的急危重症患者。

2.学会正确拨打120急救电话

拨打120时要沉着冷静，拨通后，依次说明此次呼救的目的，准确报告患者所在的详细地址、主要病情，同时告知呼救者的姓名及联系方式，简短明确回答工作人员问话。必要时，呼救者可通过电话接受工作人员指导，为患者进行紧急救治。挂断电话前询问是否可以挂断。通话结束后，应保持电话畅通，方便救护人员与呼救者联系。在保证有人看护病患者的情况下，最好安排人员在住宅门口、交叉路口、显著地标处等候，夜晚可挥动手机灯光示意，清理通道中可能阻碍急救的杂物，引导救护人员尽快赶到现场，争取抢救时间。

报告详细地址非常重要，包括门牌号码，十字路口或公交站牌，地标、单位、商店名称，路灯杆编号等。

独处独行人员，特别是老年人，即便是在房屋内，也要随身携带手机，定期充电保证可用。独处在家的求助者，应告知接线员是否已经打开房门，因心肌梗死等情况没有能力起身去开门，可告知接线员需要强行开门。

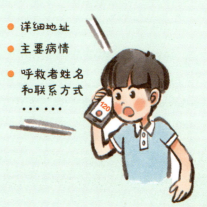

● 详细地址
● 主要病情
● 呼救者姓名和联系方式
......

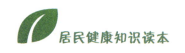

　　即便手机处于无卡状态，甚至因为信号、缴费等原因无法正常通话，拨打120、110、119等紧急号码都能够得到优先保障。唯一的问题是挂断电话后，呼叫中心无法回电联系。

　　心脏病、严重哮喘等患者或老年人需随身吊挂带有基本信息和疾病信息的急救卡。基本信息包括紧急联系人与联系方式，疾病信息包括病名、病史、药物过敏情况等。

　　孩子也能学会拨打120电话，并发挥作用。但要告诉孩子，120电话只适用于严重的医疗紧急情况。不能假装有严重的情况而练习拨打。120电话会认真对待所有拨入电话，即使误拨也要解释清楚再挂断。

学会心肺复苏

　　心肺复苏是指对心跳呼吸骤停患者采取紧急抢救措施，以使其尽快恢复自主心跳和呼吸，从而挽救患者生命的活动。

对于呼吸、心搏骤停的伤病员，最佳抢救时间窗口是4分钟。如能在现场给予及时的徒手心肺复苏并配合自动体外除颤仪（简称AED）的使用，可大大提高抢救成功率。

心肺复苏前，判断环境是否安全。如果不安全，要先把患者移至安全环境，确保人身安全。

呼叫判断患者意识，如果患者无反应，立即拨打120，同时向周围人群呼救。有条件时取用AED。快速检查患者是否有呼吸，观察胸部起伏，同时检查颈动脉有无搏动。

心肺复苏包括三个步骤，依次是胸外心脏按压、开放气道和人工呼吸。

1.胸外心脏按压

将患者仰面置于硬平地面，解开患者的上衣和裤带，充分暴露胸廓。施救者将一只手掌根放在患者胸部正中、两乳头连线水平（胸骨下半部）处，双手掌根重叠，十指相扣，掌心翘起，双上肢伸直，上半身前倾，以髋关节为支点，用上半身的力量垂直向下按压30次。按压深度：成人为5~6厘米，儿童约5厘米（或1/3胸径厚度），婴儿约4厘米（或1/3胸径厚度）。按压频率为100~120次/分，保证

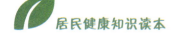 

每次按压后胸廓完全回复原状。

按压位置	**按压手势**	**按压深度**	**按压频率**

双乳头连线与胸骨交接处。	一只手掌压在另一只手背上，双手交叉互扣。	成年人5~6厘米	每分钟100~120次

2.仰头举颏法打开气道

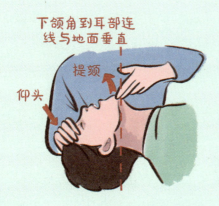

下颌角到耳部连线与地面垂直

提颏

仰头

先检查口腔，如患者口中有呕吐物等异物或活动的假牙时需清理。一手抬起患者下颌，使下颌角与耳垂连线垂直于地面，另一手使患者头后仰。

3.口对口人工呼吸（婴儿口对口鼻）

口对口人工呼吸2次，每次约1秒，吹气时应见胸廓隆起。操作时，应捏住患者鼻孔，深吸气后，用双唇包住患者的嘴，对准平稳吹气，见到患者胸廓起伏即可。条件许可时，可用防护膜相隔。

30次胸外按压和2次人工呼吸为1个循环，5个循环后评估患者呼吸和脉搏，如恢复自主呼吸和心跳，将其翻转为侧卧位，密切观察生命体征；如未恢复，继续心肺复苏，直到恢复自主呼吸和心跳，或专业人员到达。

大型公共场所和高风险家庭都需配备AED。AED使用方法为：打开电源开关，按照图示将电极片贴在患者裸露的胸部，等待AED分析心律。如需电击除颤，等待AED充电，确保所有人员不接触患者，按下除颤按钮。除颤后，继续心肺复苏，2分钟后AED再次分析心律。遵循AED语音提示操作，直到患者恢复自主呼吸和心跳，或专业急救人员到达现场。

学会排出气道异物

我国每年都有呼吸道异物窒息导致死亡的病例。成人最常见的窒息常由一团食物引起。婴儿的吞咽反射尚未发育完善，容易被小而圆的食物哽噎引起窒息。儿童特别是学步期幼儿，还会把气球、玩具、硬币等一些不能吃的东西，以及圆形光滑食物等放进嘴里而引起窒息。

窒息初始症状是咳嗽，患者常常咳得很厉害，以致无法呼救。表现为双手紧握喉咙，呼吸和说话变得微弱或停

止。可能发出喘气声，并出现发绀、全身抽搐或昏厥。

如果有多名施救者，一名施救者应呼叫120，而另一名则开始进行急救。如果只有一名施救者，等到尝试清除窒息患者气道异物后，再呼叫寻求帮助。

用力咳嗽常可将气道内的异物咳出。因此，如果患者能用力咳嗽，应让其继续咳嗽。患者如能正常讲话，一般都能做到用力咳嗽。如果患者不能咳嗽，施救者可用力挤压患者腹部（海姆立克法），使其胸部和胸腔内的压力增加，以利于异物排除。

1.海姆立克法具体操作方法

海姆立克法是通过对患者腹部进行快速向上的压力产生足够气流将阻塞物推出气道，从而重新开通呼吸道。学会海姆立克法，关键时刻能救命。

● 如果患者有意识，施救者将双臂从患者腋下前伸并环抱患者。一手握拳，另一手从前方包住该拳，使拳眼贴在患者肚脐上方两指处，用力向患者上腹部的内上方连续冲

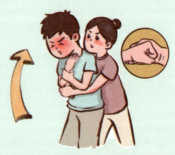

击，直到异物被排出。

● 如果患者年龄小于5岁或体重不到20千克的幼儿，施救者应跪下并减轻力量。

● 如果患者失去意识，急救者应查看口咽是否有物体阻塞气道，如有，将其取出。

● 如果患者无呼吸，可能为舌头阻塞气道，施救者可轻压患者头部并上抬下颌，就可移动舌头并打开气道。

● 如果患者出现呼吸、心搏骤停，应立即将其平放在地上，开始实施心肺复苏。

2.1岁以下婴儿急救方法

对婴儿不能进行海姆立克法操作。可将婴儿的面部朝下，胸部放在救援者前臂上，头低于身体。然后用另一手的后掌在婴儿两肩胛骨之间拍打5次。拍打要用力，但不能用力过猛，以免引起损伤。随后应检查患儿的口腔，清除可见的异物。如果气道仍然阻塞，施救者可使婴儿面部向上，头朝下，用食指和中指在胸骨上向内和向上推压1.25~4厘米，并重复5次（胸部挤压）。随后再次检查患儿的口腔，清除可见的异物。重复该过程，直到物体去除。如果婴儿无意识，需要立即进行心肺复苏。

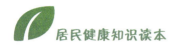

学会止血包扎

在日常生活中，创伤常常会引起出血。无论是因为轻微擦伤、割伤造成的少量出血，还是严重事故造成的大量出血，我们都要及时、正确、有效地止血。发生严重创伤时，应尽快拨打120急救电话呼救。在为他人处理出血伤口时，要做好个人防护，尽量避免直接接触血液。下面介绍几种常见的止血方法。

1. 一般止血法

伤口流血不多，为表浅的划伤或擦伤，应先彻底清洗、有效消毒后，用干净纱布或毛巾等擦干，再贴上创可贴或用干净的纱布等包扎。注意不要用药棉或有绒毛的布直接覆盖在伤口上。

2. 直接压迫止血法

直接压迫止血是直接按压出血部位的止血方法，一般用于小动脉、静脉和毛细血管的出血，是最直接、最快速、最有效的止血方法。伤口流血较多且无异物时，将敷料或干净的布料覆盖在伤口上，用手直接持续用力压迫止血。如果敷料被血液浸透，不要取下，再取敷料在原有敷料上覆盖，继续压迫止血。

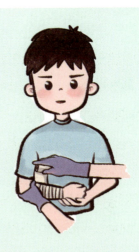

要注意做好自我保护，处理伤口前应洗手，尽可能戴手套和口罩，必要时戴防护眼镜或防护面罩，防止感染。处理伤口后要用肥皂、流动水彻底洗手。在救护时，如自己的皮肤被划伤，要尽快就医，采取必要的处理措施。

3.加压包扎止血法

在直接压迫止血的同时，伤口覆盖敷料后，可再用绷带或三角巾等环绕敷料加压包扎。包扎应松紧适度，不宜过紧，包扎后应检查伤肢末端血液循环，如伤肢末端出现麻木、发凉或青紫，说明包扎过紧，应重新包扎。如伤口有异物，不要轻易取出，应妥善固定，由医生处理。

学会处理骨折

骨折一般表现为局部红肿、疼痛、功能受限等。如果不能确定是否骨折，建议最好按骨折对待，对怀疑骨折的伤员不要随意搬动。

骨折分闭合性骨折和开放性骨折。闭合性骨折创口处皮肤或黏膜完整，骨折端不与外界相通。如骨折处皮肤或黏膜破裂，骨折端与外界相通，为开放性骨折，要简单处理伤口。

骨折的现场处理

● **及时就医**。如果怀疑骨折，要立即就医，必要时拨打120急救电话送医。

● **停止活动**。立刻休息，停止使用受伤部位。不要随意移动伤处及尝试复位，以免断骨刺伤周围组织。

● **止血**。对有伤口的开放性骨折，可用医用纱布或干净的布条加压包扎止血。不冲洗、不涂药。

● **固定**。及时使用夹板固定患处，固定不宜过紧。在木板和肢体之间垫松软物品，夹板的长度要超过并支撑伤口上方和下方的关节。固定四肢时要暴露指/趾尖，以便观察末梢血液循环状况，随时调节固定物的松紧程度。如果没有木板，也可用树枝、手杖、雨伞、硬纸板等代替。如果找不到用来固定的硬物，可用布带将伤肢直接绑在身上。若上肢骨折，可固定在胸壁，使前臂悬于胸前；若下肢骨折，可同健肢固定在一起。

● **冷敷**。骨折后及早进行冷敷处理，有助于减轻肿胀，缓解疼痛。可使用冰水或冰块，中间垫上一条毛巾隔开皮肤进行冷敷。骨折后，可每 2 小时冷敷 15~20 分钟。

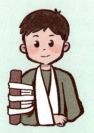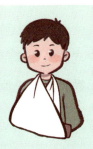

● **抬高**。四肢骨折时，在不会加重疼痛的情况下，抬高受伤肢体，有助于减轻肿胀。

● **抢救生命**。如果骨折合并有严重创伤危及生命时，现场急救的首要原则是抢救患者生命。如果发现患者心跳、呼吸已经停止，应立即对患者进行心肺复苏。

学会处理烧烫伤

日常生活中，意外烧烫伤时有发生，在第一时间正确处理，能将伤害降到最低。常见的烧烫伤是火焰烧伤，热水、热油、蒸汽烫伤。轻者损伤皮肤，出现肿胀、水疱、疼痛；重者皮肤烧焦，甚至血管、神经、肌腱等同时受损。如烧烫伤面积较小，程度较轻，急救的关键是降温和预防感染。轻度烧烫伤的正确处置方法，分为五步：

● **第一步：冲**。将烧烫伤的部位用清洁水源（如自来水或井水）持续冲洗或浸泡降温 10~20 分钟，直至疼痛减轻。冷水可让入侵皮肤的热量迅速散去，减少高温对皮肤深层组织的伤害。

● **第二步：脱。**冲洗同时，迅速剪开或脱下受伤处的衣服，千万不要强行剥脱，以免弄破水疱。水疱表皮在烧烫伤早期有保护创面的作用，能减轻疼痛，减少渗出，防止感染。

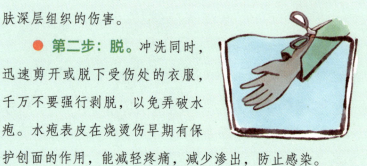

● **第三步：泡。**如果疼痛明显，可将伤处再浸泡在冷水中10~30分钟。此时，浸泡的主要作用是缓解疼痛，而烧烫伤早期的冲泡能够减轻烧伤程度，两者都十分重要。

● **第四步：盖。**使用无菌纱布或清洁布料覆盖烧伤部位，保护创面，防止感染。

● **第五步：送。**除极小且极浅的烧烫伤外，其他情况最好前往医院做进一步治疗。对于严重烧伤者，要尽快转送到有救治能力的医院。

　　民间流传着很多治疗烧烫伤的土办法，比如用酱油、牙膏、红药水（或紫药水）、菜油、食醋、蛋清、芦荟汁等涂抹伤处，这些方法是不对的。涂抹这些东西可能会使伤口染上颜色，给医生判断伤情带来困难，且可能引起伤处感染，甚至留下瘢痕。同时冲洗这些涂抹物的时候会增加伤者的痛苦。

学会抢救触电者

　　抢救触电者之前，首先做好自我防护。在确保自我安全的前提下，**立即关闭电源，或用不导电的物体（如干燥的竹竿、木棍等）将触电者与电源分开**。千万不要直接接触触电者的身体，防止施救者被电击。

　　防止触电发生，要学习安全用电知识，正确使用电器，不超负荷用电；不私自接拉电线；不用湿手触摸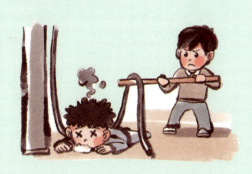开关和插头；远离高压线和变压器；雷雨天气时不站在高处或树下，不使用有线电器，不做户外运动。

学会火灾自救逃生

　　所处房间发生火灾，如火势处于初起阶段，应使用正确方法将火扑灭；如火势较大无法扑灭，应尽快逃生，逃生时应关闭着火房间的房门，防止烟火向外蔓延。

1.沉着判断和呼救

所处房间外发生火灾，应先用手试探房门和门把手温度，如已发烫或有烟气从门缝进入屋内，则不要开门，要用浸湿的毛巾、抹布等堵住门缝，防止烟气进入，同时用水

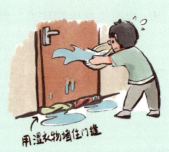

用湿衣物堵住门缝

浇湿房门降温，并拨打119报警电话等待救援，切不可贸然逃生。

火灾时可到外部没有烟气的地方，通过呼喊、挥舞鲜艳的衣物或手电筒求救，告知救援人员自身位置。

2.正确使用逃生方法

如果房门温度正常，可开门缝观察，当逃生路线没有受到烟火威胁，判断可以顺利逃生时，要及时撤退到户外安全的地方。建议家中常备防烟面罩，并学会正确使用方

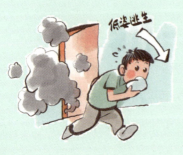

低姿逃生

法，逃生时可避免受到有毒烟气侵害。如观察到逃生路线里有少量烟气，要冷静判断能否安全到达室外安全场所，根据实际情况决定是否

需要逃生。特别要指出的是，当自身所处环境相对安全（如所处房间与外界有耐火等级较高的门窗阻隔）的时候，固守待援往往比转移逃生更加安全。

逃生时如遇火灾烟气，要降低姿势以减少吸入烟气量，必要时贴近地面匍匐前进。火灾逃生时不要贪恋财物，不乘坐电梯。

拨打火警电话119，要讲清楚火灾地址、起火部位、主要燃烧物、火势大小、有无人员被困等基本情况，留下报警人姓名和联系电话。

学会地震避险

地震突然发生，我们要学会保护自己和家人。记住以下关键点，地震来时保平安。

地震前兆：地震前，有地声、地光等预警信号可能提前12秒左右显现，这个时候要做好准备。

地震时这样做：一定要保持冷静！

● **伏地、遮挡、抓牢：**赶紧找个桌子或床，就近趴下，紧紧抓住桌脚或床架，防止身体因震动而滑动。

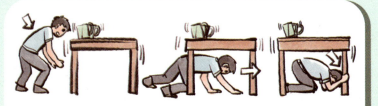

● **别乱跑：** 如室内避震条件较好，待在室内相对安全，别往衣柜里钻，也别躲在家具后面。

● **护头：** 双手抱头能减少受伤，也方便逃生。

1.地震后怎么办?

● 逃离高楼：住在楼上的人，别跳楼，也别坐电梯，走楼梯下去，避开大楼、高架桥、电线杆、广告牌等。

● 别回头：到了外面，先别急着回去，小心余震。

2.被困了怎么办?

● 保持冷静：别慌张，保持清醒，相信自己能活下来。

● 节省体力：别乱喊，用硬东西有规律地击打管道或墙壁，发出求救信号。

● 寻找食物：看看周围有没有水和食物，节省着用，等待救援。

学会洪涝与地质灾害避险

暴雨等强对流天气不仅危害人身财产安全，还易引发滑坡和泥石流等次生地质灾害。了解风险，提前准备，这样才安全。

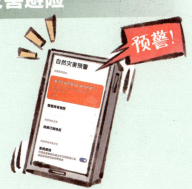

关注天气，预警要听

● 看预报：多雨季节不去山区河道等危险地带；手机上设置灾害预警，一有警报就能收到通知。

● 避雷雨：尽量不出门，如果在外面，远离铁杆和大树，别站在空地上或高台上。

● 防雷击：蹲下，低头，双脚并拢，手抱膝，别触地，少用金属物品，如雨伞、铁棍。

暴雨出行，小心为上

● 走路绕开旋涡和电线，避开积水路。

● 开车不走积水路，涉水熄火别重启，车窗开着，随时准备逃生。

台风来临，准备充分

● 关门窗，加固棚子，收好东西，查电路和煤气。

● 户外危险，别靠近临时房或广告牌。

● 等风平浪静，确保安全再出门。

城市淹水，迅速行动

● 往高处走。带好手机、收音机和哨子。

● 关电源。洪水前关门窗和电源，积水时断电断气，准备漂浮救生工具。

灾后清洁，防病防虫

● 清理消毒：清理垃圾并消毒，保证吃喝安全，不吃泡过水的食物，防蚊虫。

● 淹溺者救助：淹溺者需侧卧保暖，清口鼻，必要时对其进行心肺复苏，处理伤口。

山洪暴发，快速反应

● 观察水位：迅速上涨时，不要沿着河谷跑，应向河谷两岸高处跑。如果被淹，利用竹木等漂浮物自救。

● 被困求救：冷静报告位置，等待救援。

滑坡来袭，冷静应对

● 往滑坡两侧逃生，当滑坡速度快且来不及跑开时，要原地不动或抱住大树等物体。

● 逃离时切记不要顾及个人财物。

遭遇崩塌泥石流，迅速反应

● 崩塌发生时，如果身处崩塌影响范围，一定要绕行；如果处于崩塌体下方，应迅速向两边逃生，越快越好；如果感觉地面震动，也应立即向两侧稳定地区逃离。

● 泥石流来袭，应向垂直方向的两边山坡或高地爬升，避免在斜坡或堆积物下方停留。选择高处避难，确保安全。